Der Pfleger in der Palliativpflege

MARTIN STERLING

Inhaltsverzeichnis

Einführung — 15

- **Warum dieses Buch?** — 16
  - Lernziele: Informieren, sensibilisieren, ermutigen. — 16
  - Die wesentliche Rolle der Pflegekraft in der Palliativpflege. — 17
- **Definition und Bedeutung von Palliativmedizin** — 19
  - Definieren Sie die Palliativmedizin und ihre — 19
  - Die Entwicklung der Palliativmedizin im modernen medizinischen Umfeld. — 21

Kapitel 1: Die grundlegende Rolle des Pflegehelfers — 25

- **Was ist eine Pflegekraft?** — 26
  - Erforderliche Ausbildung, Fähigkeiten und menschliche Qualitäten — 26
- **Die Aufgabe der Pflegekraft in der Palliativpflege** — 28

- ◦ Komfortpflege: Körperpflege und Hygiene. — 28
- ◦ Präsenz, Zuhören und Trost — 31
- ◦ Kommunikation mit dem medizinischen Team und der Familie — 34
- **Der rechtliche und ethische Rahmen** — 37
  - ◦ Die Rechte des Patienten am Lebensende. — 37
  - ◦ Die Ethik der Pflege am Lebensende: Respekt, Würde und Autonomie. — 40

Kapitel 2: Palliativmedizin verstehen — 45

- **Definition und Philosophie der Palliativmedizin** — 46
  - ◦ Unterschiede zwischen palliativer und kurativer Versorgung. — 46
  - ◦ Ganzheitlicher Ansatz: körperliche, psychologische, spirituelle und soziale — 49
- **Die besonderen Bedürfnisse von Patienten am Lebensende** — 52
  - ◦ Umgang mit Schmerzen und Symptomen — 52
  - ◦ Psychologische Bedürfnisse: Angst vor dem Tod, — 56

- Spirituelle Begleitung: Antworten auf existenzielle Fragen. ... 59

Kapitel 3: Die tägliche Praxis des Pflegehelfers ... 63

- **Pflegeroutine: eine tägliche Verpflichtung** ... 64
  - Planung der Grundpflege: Toilette, Ernährung, Komfort. ... 64
  - Umgang mit Schmerzen und Symptomen in Zusammenarbeit mit dem medizinischen Team. ... 67
- **Beziehung zum Patienten** ... 71
  - Zuhören können und das Nichtgesagte verstehen ... 71
  - Den Patienten auf seinem emotionalen Weg begleiten. ... 74
- **Beziehung zur Familie** ... 77
  - Kommunikation mit Angehörigen: Einfühlungsvermögen und ... 77
  - Umgang mit der vorweggenommenen Trauer der Familien. ... 81

Kapitel 4: Der ganzheitliche Ansatz in der Pflege — 85

- **Physische Pflege** — 86
  - Hygiene, Vermeidung von Druckgeschwüren, Hilfe bei der Mobilisierung. — 86
- **Psychologische Versorgung** — 89
  - Moralische Unterstützung: zuhören können, beschwichtigen und trösten. — 89
  - Der Umgang mit Angstanfällen und Ängsten des Patienten. — 92
- **Spirituelle Pflege** — 96
  - Die Bedeutung spiritueller Überzeugungen bei der — 96
  - Begleiten können, ohne aufzudrängen — 99
- **Soziale Unterstützung** — 103
  - Die Rolle der Pflegekräfte bei der Verbindung mit Sozialdiensten und Freiwilligen. — 103

Kapitel 5: Technologie und Innovationen in der Palliativmedizin — 107

- **Der Einsatz von Technologien in der Betreuung** — 108

- ○ Digitale Hilfsmittel, die die Pflege erleichtern: Anwendungen zur Schmerzbehandlung, Überwachung von Behandlungen, Telekonsultationen usw. ... 108
- **Innovationen bei der Komfortausstattung** ... 111
  - ○ Neue Ausrüstungen und technologische Geräte zur Verbesserung der Lebensqualität von Patienten (Pflegebetten, Anti-Dekubitus-Geräte usw.). ... 111
- **Künstliche Intelligenz und prädiktive Analyse in der Palliativmedizin** ... 115
  - ○ Wie kann KI dabei helfen, die Bedürfnisse von Patienten vorauszusehen und die Pflege proaktiv anzupassen? ... 115

Kapitel 6: Die Bedeutung von Freiwilligenarbeit und nichtmedizinischen Interventionen ... 119

- **Die Rolle von Freiwilligen in der Palliativmedizin** ... 120
  - ○ Beitrag der Freiwilligen: moralische Begleitung, praktische Hilfe, Unterstützung der Familien. ... 120
- **Kunsttherapie, Musiktherapie und andere ergänzende Therapien** ... 123

- Nichtmedizinische Interventionen, die das Wohlbefinden der Patienten verbessern (Kunst, Musik, ... 123

Kapitel 7: Schwierige Kommunikation in der Palliativmedizin 127

- **Heikle Themen mit Patienten und ihren Familien ansprechen** 128
  - Wie kann man auf respektvolle und einfühlsame Weise über den Tod, Optionen am Lebensende und Behandlungsgrenzen 128
- **Umgang mit Familien, die mit medizinischen Entscheidungen nicht einverstanden sind** 131
  - Techniken der Mediation und des Konfliktmanagements, um Spannungen zwischen es und Pflegeteams abzubauen. 131
- **Kommunikation mit nonverbalen Patienten** 135
  - Strategien, um die Bedürfnisse und Wünsche von Patienten zu verstehen, die nicht mehr sprechen oder ihre Wünsche klar ausdrücken können. 135

Kapitel 8: Palliativmedizinische Versorgung in schwierigen oder isolierten Umgebungen — 139

- **Häusliche Palliativversorgung in prekären Kontexten** — 140
  - Herausforderungen und Lösungen für die Bereitstellung von Palliativversorgung in ressourcenarmen oder ländlichen Umgebungen. — 140

- **Innovationen zur Bereitstellung von Palliativversorgung in Notsituationen** — 144
  - Wie Einfallsreichtum und mobile Hilfsmittel die medizinische Versorgung in extremen Umgebungen ermöglichen. — 144

Kapitel 9: Tod und Trauer in der Arbeit der Pflegekraft — 149

- **Den Tod im Alltag erleben: Die psychologischen Auswirkungen auf Pflegende** — 150
  - Wie kann man sich mental und emotional auf die tägliche Konfrontation mit dem Tod vorbereiten? — 150

- **Der Trauerprozess bei Pflegekräften** — 153

- ○ Umgang mit der Trauer mehrerer Patienten über einen kurzen Zeitraum: Wie wirkt sich dies auf die Moral von Pflegekräften aus? ... 153

Kapitel 10: Die Berufsethik des Hospizhelfers in der Palliativmedizin ... 157

- Die Frage der Sterbehilfe und des assistierten Suizids ... 158
  - ○ Rechtliche und ethische Perspektiven der Sterbehilfe in der Palliativmedizin: Wo steht der Pfleger in diesen Debatten? ... 158
- Transparenz und Vertraulichkeit ... 161
  - ○ Respektieren Sie die Vertraulichkeit und die Rechte des Palliativpatienten, auch im Kontext familiären oder institutionellen Drucks. ... 161

Schlussfolgerung ... 165

- Die unverzichtbare Rolle von Pflegekräften in der Palliativpflege ... 166
  - ○ Bedeutung von Engagement und Menschlichkeit in diesem Beruf. ... 166
- Berufungen fördern ... 169
  - ○ Der wachsende Bedarf an Fachkräften in diesem Bereich ... 169

« *Palliativmedizin bedeutet nicht, dem Leben Tage hinzuzufügen, sondern den verbleibenden Tagen Leben hinzuzufügen. Es ist ein Dienst, der Würde, Komfort und Menschlichkeit in den Mittelpunkt des Lebensendes stellt, damit jeder Augenblick zählt.* »

Einführung

- **Warum dieses Buch?**
  ◦ Lernziele: Informieren, sensibilisieren, ermutigen.

Eines der grundlegenden Ziele dieses Buches ist es, auf klare und gründliche Weise über die entscheidende Rolle von Pflegekräften in der Palliativmedizin **zu informieren**. Allzu oft sind diese Fachkräfte unbekannt oder ihre Arbeit wird missverstanden, insbesondere im Hinblick auf die Betreuung von Patienten am Lebensende. Dieses Buch soll den Schleier über dieser Fachrichtung lüften, indem es detailliertes Wissen vermittelt, nicht nur über die Palliativpflege selbst, sondern auch über die technischen und menschlichen Fähigkeiten, die erforderlich sind, um eine qualitativ hochwertige Begleitung anzubieten. Die Informationen sollen praktisch und anwendbar sein und über die Theorie hinausgehen, um Pflegehilfskräften und zukünftigen Fachkräften konkrete Werkzeuge an die Hand zu geben, mit denen sie wirksam und einfühlsam mit Patienten umgehen können, die mit einer terminalen Krankheit konfrontiert sind.

Das Bewusstsein für die Realität der Palliativpflege **zu schärfen**, ist ein weiterer Schwerpunkt dieses Buches. Es ist wichtig zu zeigen, dass sich diese Pflege nicht auf die medizinische Schmerzbehandlung oder auf rein technische Aufgaben reduzieren lässt. Palliativmedizin ist in erster Linie eine ganzheitliche Begleitung, die die psychologischen, emotionalen und spirituellen Dimensionen des Lebensendes berücksichtigt. Sensibilisierung bedeutet auch, dabei zu helfen, zu verstehen, dass die Beziehung zum Patienten und seiner Familie im Mittelpunkt der Praxis steht. Es handelt sich um einen zutiefst menschlichen Ansatz, bei dem Mitgefühl, Zuhören und Präsenz zu ebenso wesentlichen Pflegewerkzeugen werden wie Medikamente oder medizinische Geräte. Über den Tod zu sprechen ist nie einfach, aber dieses Buch will zeigen, dass der respektvolle und einfühlsame Umgang mit dem Thema wesentlich ist, um Leiden zu lindern und echte Unterstützung zu bieten.

Schließlich ist **Ermutigung** ein zentrales Anliegen dieses Buches. Bereits tätige Fachkräfte sollen ermutigt werden, den Wert ihrer

Arbeit zu erkennen, sich weiterzubilden und ihre Praxis zu vertiefen. Die Palliativpflege erfordert erhebliche emotionale Stärke, bietet aber auch Momente tiefer Befriedigung, wenn die Pflege es den Patienten ermöglicht, ihr Lebensende in Würde und Gelassenheit zu erleben. Ermutigen Sie auch zukünftige Pflegehilfskräfte, sich diesem Fachgebiet zuzuwenden, das zwar manchmal anstrengend, aber auch unglaublich befriedigend ist. Anhand von Erfahrungsberichten, konkreten Beispielen und praktischen Ratschlägen soll ihnen dieses Buch zeigen, dass die Arbeit in der Palliativmedizin keineswegs nur ein anspruchsvoller Beruf ist, sondern eine echte Berufung, bei der die Pflegekraft einen immensen Unterschied im Leben der Patienten und ihrer Angehörigen machen kann.

Durch die Kombination dieser drei Ziele - informieren, sensibilisieren und ermutigen - hofft dieses Buch, nicht nur über die Praxis der Palliativmedizin aufzuklären, sondern auch eine echte Leidenschaft für diesen zutiefst menschlichen und unverzichtbaren Beruf zu wecken.

- Die wesentliche Rolle der Pflegekraft in der Palliativpflege.

Die Rolle der Pflegekraft in der Palliativpflege ist sowohl grundlegend als auch zutiefst menschlich. Sie geht weit über die Erfüllung technischer Aufgaben hinaus: Es handelt sich um eine umfassende Begleitung, die sowohl die körperliche Pflege als auch die psychologische, emotionale und manchmal auch spirituelle Unterstützung des Patienten am Lebensende umfasst. In der Palliativpflege wird die Pflegekraft zum Grundpfeiler einer vertrauensvollen Beziehung zum Patienten, einer besonderen Beziehung, die auf Mitgefühl, Zuhören und Respekt vor der Menschenwürde aufbaut.

Zunächst einmal spielt die Pflegekraft eine Schlüsselrolle bei der **körperlichen Versorgung** des Patienten. Die Behandlung von

Symptomen, insbesondere von Schmerzen, ist das Herzstück der Palliativversorgung. Der Pfleger ist oft der erste, der Anzeichen von Leiden oder Unwohlsein beobachtet, seien es körperliche Schmerzen, Atemprobleme oder Verdauungsstörungen. Er teilt diese Beobachtungen dem Pflegeteam mit und ermöglicht so eine schnelle und angemessene Behandlung. Er ist auch für die Grundpflege zuständig, z. B. für die Körperpflege, die Hygiene und die Unterstützung bei der Mobilität - alles scheinbar einfache Tätigkeiten, die jedoch entscheidend sind, um das Wohlbefinden und die Würde des Patienten zu erhalten. Durch ihre präzisen, feinfühligen und aufmerksamen Handgriffe sorgt die Pflegekraft dafür, dass jeder Tag trotz der Schwere der Krankheit unter den bestmöglichen Bedingungen verbracht werden kann.

Neben der Körperpflege zeichnet sich der Palliativpfleger jedoch auch durch seine **emotionale Begleitung** aus. Am Ende des Lebens durchläuft der Patient oft Phasen der Angst, der Traurigkeit oder der Isolation. Der Pfleger wird durch seine tägliche Präsenz und Nähe oft zum Vertrauten, zu einer beruhigenden Figur, der sich der Patient hingeben kann. Er hat nicht nur die Aufgabe, zuzuhören, sondern tut dies mit echter Empathie, indem er die Ängste, das Bedauern oder die existenziellen Überlegungen des Patienten aufnimmt. Diese emotionale Unterstützung muss nicht unbedingt in Worten ausgedrückt werden, sondern kann auch in einer diskreten Präsenz, einem Lächeln, einer beruhigenden ausgestreckten Hand oder auch in gemeinsamen Momenten der Stille bestehen, die in einer Situation am Lebensende ihren eigenen Wert haben.

Ein weiterer wesentlicher Aspekt der Rolle des Krankenpflegers ist die **Beziehung zur Familie**. Wenn der Patient todkrank ist, ist es oft die Familie, die hilflos ist und sich mit der Ohnmacht angesichts des bevorstehenden Todes konfrontiert sieht. Der Pfleger ist oft eine Quelle des Trostes und der Unterstützung für die Angehörigen. Er begleitet sie in ihrem Prozess der vorweggenommenen Trauer, hilft ihnen, den Krankheitsverlauf zu verstehen, und versichert ihnen, dass der Patient die bestmögliche Pflege erhält. Indem er zwischen dem Patienten, seiner Familie und dem medizinischen Team vermittelt, hilft er, eine Atmosphäre des Vertrauens und der Gelassenheit zu schaffen, die es den Angehörigen ermöglicht, sich auf das Wesentliche zu konzentrieren: die Liebe und die Anwesenheit bei dem Kranken.

Schließlich zeichnet sich die Rolle der Hospizhelferin dadurch aus, dass sie **sich für die Würde des Patienten einsetzt**. Am Ende des Lebens zählt jedes Detail. Der Hospizhelfer achtet darauf, die Entscheidungen des Patienten zu respektieren und dafür zu sorgen, dass dieser sich in seinem letzten Willen gehört und respektiert fühlt. Sei es die Entscheidung, zu Hause zu bleiben, die Ablehnung bestimmter medizinischer Eingriffe oder einfach der Wunsch, die letzten Tage in einer friedlichen und familiären Atmosphäre zu verbringen - der Pfleger ist der Garant dafür, dass diese Wünsche umgesetzt werden.

- **Definition und Bedeutung von Palliativmedizin**
  - Definieren Sie die Palliativmedizin und ihre Philosophie klar.

Die Palliativmedizin ist definiert als ein umfassender Ansatz zur Betreuung von Menschen mit schweren oder unheilbaren Krankheiten, dessen oberstes Ziel nicht die Heilung, sondern die Linderung von Symptomen und die Verbesserung der Lebensqualität ist. Im Gegensatz zur kurativen Medizin, die versucht, die zugrunde liegende Krankheit zu behandeln, konzentriert sich die Palliativmedizin auf das physische, psychologische, soziale und spirituelle Wohlbefinden des Patienten, indem sie die Krankheit als irreversiblen Entwicklungsprozess anerkennt. Ihr Ziel ist es daher, den Patienten trotz der Krankheit ein möglichst erfülltes Leben zu ermöglichen und gleichzeitig ein friedliches, von Würde und Respekt umgebenes Lebensende vorzubereiten.

Die **Philosophie der Palliativmedizin** beruht auf mehreren Grundprinzipien, angefangen bei der Achtung der

Menschenwürde. Jeder Mensch hat das Recht auf ein Lebensende ohne übermäßige Schmerzen und auf eine Betreuung, die nicht nur die körperlichen Symptome, sondern auch die emotionalen, sozialen und spirituellen Bedürfnisse berücksichtigt. Es handelt sich um einen ganzheitlichen Ansatz, bei dem die Integrität des Patienten über jede Phase der Krankheit hinweg gewahrt wird. Ziel ist es, eine persönliche Betreuung anzubieten, die sich auf den Willen und die Bedürfnisse des Patienten konzentriert und anerkennt, dass das Lebensende eine natürliche Phase des Lebens ist und nicht ein Versagen der Medizin.

Ein weiterer zentraler Aspekt der Palliativmedizin ist der **Umgang mit Schmerzen und Symptomen.** Dabei geht es nicht nur um die Linderung körperlicher Schmerzen, sondern auch um die Berücksichtigung von Symptomen wie Müdigkeit, Atemnot, Übelkeit oder Angstzuständen. Die Teams der Palliativmedizin arbeiten eng mit dem Patienten und seiner Familie zusammen, um Behandlungspläne zu entwickeln, bei denen Komfort und Seelenfrieden im Vordergrund stehen. Diese Schmerzbehandlung erfolgt proaktiv, indem sie die Bedürfnisse des Patienten vorwegnimmt und die Pflege so anpasst, dass sie maximale Linderung bietet, ohne die Klarheit des Patienten oder seine Lebensqualität zu beeinträchtigen.

Die **emotionale und psychologische Dimension** steht ebenfalls im Mittelpunkt der Palliativmedizin. Patienten am Lebensende sind oft mit tiefen Ängsten und Befürchtungen konfrontiert, die mit dem Tod oder der Trennung von ihren Angehörigen zusammenhängen. Die Philosophie der Palliativmedizin erkennt diese Aspekte an und bemüht sich um psychologische Unterstützung, sowohl für den Patienten als auch für seine Angehörigen. In diesem Sinne konzentriert sich die Palliativmedizin nicht nur auf den Patienten, sondern bezieht auch seine Familie in den Begleitprozess mit ein, indem sie sie in ihrem eigenen Prozess der antizipierten Trauer unterstützt und ihnen hilft, mit dem drohenden Verlust umzugehen. Die Unterstützung durch die Familie ist ein integraler Bestandteil dieses Ansatzes, da sie die Einheit um den Patienten aufrechterhält und so ein beruhigendes und unterstützendes Umfeld schafft.

Ein weiteres grundlegendes Prinzip ist die **Achtung der Autonomie des Patienten**. In der Palliativmedizin hat jeder Patient das Recht, eine informierte Entscheidung über sein Lebensende zu treffen. Das bedeutet, dass das Behandlungsteam, einschließlich der Betreuer, dafür sorgen muss, dass der Patient vollständig über seinen Gesundheitszustand und die ihm zur Verfügung stehenden Optionen informiert ist, und dabei seine Entscheidungen respektiert, auch wenn diese die Ablehnung bestimmter Behandlungen oder Eingriffe beinhalten. Ziel ist es, den Patienten in die Lage zu versetzen, die Kontrolle über seinen Behandlungspfad zu behalten, Prioritäten zu setzen und aktiv an der Planung seines eigenen Lebensendes mitzuwirken.

Schließlich beinhaltet die Palliativmedizin auch eine **spirituelle Dimension**. Jeder Patient hat seine eigenen Überzeugungen, Werte und spirituellen Fragen, die am Ende des Lebens oft noch drängender werden. Spirituelle Begleitung, sei sie religiös oder philosophisch, ermöglicht es dem Patienten, in dieser letzten Phase seines Lebens einen Sinn zu finden. Die Teams der Palliativmedizin und insbesondere die Pflegekräfte spielen eine wesentliche Rolle dabei, diese Begleitung zu erleichtern, die Glaubensüberzeugungen des Patienten zu respektieren und ihn in seinen existenziellen Reflexionen zu unterstützen.

- Die Entwicklung der Palliativmedizin im modernen medizinischen Umfeld.

Die Entwicklung der Palliativmedizin im modernen medizinischen Umfeld zeugt von einem tiefgreifenden Wandel in der Art und Weise, wie die Gesellschaft und die Medizin mit dem Lebensende umgehen. Früher weitgehend vernachlässigt, hat die Palliativmedizin allmählich einen zentralen Platz in der Versorgung von Patienten mit unheilbaren Krankheiten eingenommen. Diese Entwicklung wurde von einem wachsenden Bewusstsein für die Bedeutung einer umfassenden Patientenbetreuung geleitet, die über die reine Behandlung der Krankheit hinausgeht und auch Schmerzmanagement, psychologische Unterstützung und spirituelle Begleitung umfasst.

Historisch gesehen wurde die Palliativmedizin als eine Form des Verzichts auf die kurative Medizin angesehen, als eine Art letzter Ausweg für Kranke, die durch die Wissenschaft nicht mehr gerettet werden konnten. Mit dem Fortschritt der modernen Medizin wurde jedoch klar, dass eine Heilung nicht immer möglich ist und dass in solchen Situationen der Komfort, die Lebensqualität und die Würde des Patienten zur obersten Priorität werden müssen. Dieser Gedanke markierte den Beginn der Integration der Palliativmedizin in das moderne Gesundheitssystem.

In den 1960er Jahren begann sich die Palliativmedizin unter der Führung von Pionierfiguren wie Cicely Saunders, der Begründerin der modernen Hospizbewegung in Großbritannien, als eigenständige Disziplin zu strukturieren. Saunders entwickelte das Konzept des "totalen Leidens", das anerkennt, dass Leiden nicht nur körperliche Schmerzen, sondern auch emotionales, soziales und spirituelles Leiden umfasst. Dieses Konzept wurde zur Grundlage der Philosophie der Palliativmedizin, die den Menschen in seiner Gesamtheit in den Mittelpunkt der medizinischen Bemühungen stellt. Im Laufe der Jahrzehnte hat sich dieser Ansatz weltweit verbreitet und die Art und Weise, wie die Medizin die Begleitung von Menschen am Lebensende betrachtet, verändert.

Mit dem technologischen Fortschritt und der steigenden Lebenserwartung sehen sich immer mehr Patienten mit schweren chronischen Krankheiten oder Krankheiten im Endstadium konfrontiert, wie z. B. Krebs, Herzkrankheiten oder neurodegenerative Erkrankungen. Diese Situationen haben die Notwendigkeit deutlich gemacht, Versorgungsmodelle zu entwickeln, die nicht mehr ausschließlich auf Heilung abzielen, sondern auch das Wohlbefinden des Patienten einbeziehen, insbesondere wenn die Krankheit unheilbar ist. So begann die moderne Medizin anzuerkennen, dass die palliative Begleitung keineswegs eine "Alternative" zur kurativen Medizin ist, sondern in Wirklichkeit eine wesentliche Ergänzung, die häufig parallel zu kurativen Behandlungen eingeführt wird, bevor sie zum einzigen Ansatz wird, wenn eine Heilung nicht mehr möglich ist.

Heutzutage ist die Palliativmedizin nicht mehr nur den letzten Tagen des Lebens vorbehalten. Sie wird bei Patienten mit schweren Krankheiten zunehmend frühzeitig eingeführt, manchmal schon bei der Diagnose, und zwar parallel zu lebensverlängernden Behandlungen. Dieser integrierte Ansatz, der als frühe Palliativversorgung bezeichnet wird, ermöglicht einen besseren Umgang mit den Symptomen und die Aufrechterhaltung einer besseren Lebensqualität während der gesamten Krankheitsdauer, wodurch unnötiges Leiden verringert und das allgemeine Wohlbefinden des Patienten gesteigert wird.

Die Entwicklung der Palliativmedizin war auch von einem **interdisziplinären Ansatz** geprägt, bei dem Ärzte, Krankenschwestern, Pfleger, Psychologen, Sozialarbeiter und andere Berufsgruppen eng zusammenarbeiten, um allen Bedürfnissen des Patienten gerecht zu werden. Dieses patientenzentrierte Modell spiegelt eine breitere Entwicklung in der zeitgenössischen Medizin wider, die zunehmend zu einem personalisierten und ganzheitlichen Ansatz bei der Pflege tendiert. Der Schwerpunkt liegt nicht nur auf der Behandlung der körperlichen Symptome, sondern auch auf der emotionalen, sozialen und spirituellen Unterstützung. Dabei wird anerkannt, dass jeder Patient einzigartig ist und eine Betreuung verdient, die auf seine individuellen Bedürfnisse zugeschnitten ist.

Darüber hinaus wurde die Entwicklung der Palliativmedizin durch Fortschritte im Bereich der **Schmerz-** und Symptombehandlung unterstützt. Fortschritte bei den Analgesietechniken, der Komfortpflege sowie der Kontrolle nicht schmerzhafter Symptome wie Dyspnoe, Müdigkeit oder Übelkeit haben die Lebensqualität von Palliativpatienten erheblich verbessert. Technologische Innovationen wie Morphinpumpen, personalisierte Therapien und digital unterstützte häusliche Pflege haben die Art und Weise der Versorgung ebenfalls verändert und eine Betreuung ermöglicht, die besser auf die spezifischen Bedürfnisse der Patienten abgestimmt ist.

Schließlich hat die Entwicklung der Palliativmedizin auch die **gesellschaftliche Wahrnehmung des Todes und des Sterbens** verändert. Im Laufe der Zeit hat die Palliativmedizin dazu beigetragen, einen Raum für einen offeneren Dialog über das Lebensende zu eröffnen, und die Gesellschaft dazu aufgefordert, den Tod nicht als Tabuthema zu behandeln, sondern als einen natürlichen Lebensabschnitt, auf den man sich in Ruhe und Würde vorbereiten kann. Sensibilisierungskampagnen, öffentliche Debatten über das Recht auf ein Sterben in Würde und die zunehmende Anerkennung der Rechte von Patienten am Lebensende zeugen von dieser Entwicklung.

Kapitel 1

Die grundlegende Rolle des Pflegehelfers

- **Was ist eine Pflegekraft?**
  - Erforderliche Ausbildung, Fähigkeiten und menschliche Qualitäten

Die Ausbildung, die Kompetenzen und die menschlichen Qualitäten, die erforderlich sind, um Palliativpfleger zu werden, spiegeln die inhärente Komplexität und Menschlichkeit dieses Berufs wider. Die Arbeit an der Seite von Menschen am Lebensende erfordert weit mehr als nur technisches Wissen; sie erfordert tiefes Einfühlungsvermögen, die Fähigkeit zuzuhören und die Verpflichtung zur Menschenwürde. Um den Bedürfnissen dieser verletzlichen Patienten gerecht zu werden, muss der Pfleger nicht nur spezifische Fähigkeiten beherrschen, sondern auch menschliche Qualitäten verkörpern, die über die bloße Ausführung der täglichen Aufgaben hinausgehen.

Alles beginnt mit einer **strengen Ausbildung**, die die Grundlage für den Beruf des Krankenpflegehelfers bildet. Dieser Lehrgang, der in der Regel an speziellen Ausbildungsinstituten absolviert wird, vermittelt die technischen Fähigkeiten, die für die ganzheitliche Betreuung von Patienten erforderlich sind. Die theoretische Ausbildung umfasst eine Reihe von gesundheitsbezogenen Themen, von grundlegender Anatomie und Physiologie bis hin zur Infektionsprävention und der Verwaltung von Komfortpflege. Außerdem lernen Krankenpflegehelfer/innen die Grundlagen der gängigen Krankheitsbilder, die Betreuung älterer Menschen, den Umgang mit Medikamenten sowie die Herz-Lungen-Wiederbelebung. In der Palliativpflege ist die Beherrschung von Techniken zur Schmerzbehandlung, zur Vermeidung von Druckgeschwüren und zur Mobilisierung von Patienten mit eingeschränkter Selbstständigkeit besonders wichtig.

Neben dem theoretischen Lernen ist die **praktische Ausbildung** ein grundlegender Aspekt des Werdegangs eines Krankenpflegehelfers. Praktika in Krankenhäusern oder spezialisierten Einrichtungen ermöglichen es den Schülern, ihr Wissen in die Praxis umzusetzen und direkte Erfahrungen in der Pflege zu sammeln. Diese Praktika sind oft aufschlussreich, da sie die zukünftigen Fachkräfte mit der Realität der Arbeit mit schwerkranken oder todkranken Menschen konfrontieren. Während dieser Erfahrungen entwickeln sie wesentliche Fähigkeiten, wie die genaue Beobachtung klinischer Anzeichen, die Kommunikation mit dem medizinischen Team und das schnelle Treffen von Entscheidungen in heiklen Situationen. Die Fähigkeit, auf Unvorhergesehenes zu reagieren und dabei einen ruhigen und überlegten Ansatz zu bewahren, ist eine Schlüsselkompetenz, die sich durch das Eintauchen in die Praxis entwickelt.

Neben den technischen Fähigkeiten stehen jedoch auch **menschliche Qualitäten** im Mittelpunkt der Arbeit eines Pflegehelfers, insbesondere in der Palliativpflege. Die erste dieser Qualitäten ist zweifellos **Empathie**. Der Pfleger muss in der Lage sein, sich in den Patienten hineinzuversetzen, sein Leiden, seine Ängste und seine Wünsche zu verstehen und gleichzeitig seine Individualität zu respektieren. Empathie ermöglicht den Aufbau einer vertrauensvollen Beziehung zwischen Pfleger und Patient, die für eine individuelle und aufmerksame Betreuung unerlässlich ist. Dazu gehört auch **aktives Zuhören**, die Fähigkeit, nicht nur die Worte, sondern auch das Schweigen und das Ungesagte zu hören und die manchmal schwer zu artikulierenden Bedürfnisse von Patienten am Lebensende wahrzunehmen.

Eine weitere entscheidende Eigenschaft ist **Geduld**. In der Palliativmedizin wird das Tempo oft durch den Zustand des Patienten bestimmt. Jede Handlung muss sorgfältig und ohne Hast ausgeführt werden, wobei die Zeit des Patienten respektiert werden muss, insbesondere wenn er mit Schmerzen oder körperlichen Schwierigkeiten konfrontiert ist. Geduld ist auch bei der Kommunikation mit den Familien, die Momente der Angst und Traurigkeit durchmachen, von entscheidender Bedeutung. Die Pflegekraft muss wissen, wie sie präsent und verfügbar sein kann, ohne einen Rhythmus vorzugeben, und den Patienten und ihren Angehörigen Raum geben, um ihre Gefühle auszudrücken und die Situation auf ihre Weise zu bewältigen.

Der Beruf des Krankenpflegehelfers erfordert auch ein **hohes Maß an emotionaler Belastbarkeit**. Die Arbeit mit Menschen am Lebensende kann sowohl körperlich als auch emotional anstrengend sein. Es ist entscheidend, mit den eigenen Emotionen umgehen zu können, um nicht vom Leiden der Patienten überwältigt zu werden, während man gleichzeitig authentisch beteiligt bleibt. Diese Resilienz wird häufig durch die Fähigkeit genährt, Abstand zu gewinnen, Unterstützung bei Kollegen zu suchen und regelmäßig neue Kraft zu schöpfen, sowohl auf persönlicher als auch auf beruflicher Ebene. Die **Fähigkeit, im Team zu arbeiten**, ist daher eine weitere unverzichtbare Kompetenz, da die Palliativpflege auf einem interdisziplinären Ansatz beruht. Der Pflegehelfer muss eng mit Ärzten, Krankenpflegern, Psychologen, Freiwilligen und Familien zusammenarbeiten, um eine umfassende und harmonische Betreuung zu bieten.

Schließlich stehen eine **wohlwollende Haltung** und ein tiefer **Respekt vor der Menschenwürde** im Mittelpunkt der Berufung eines Pflegehelfers. Es geht darum, den Patienten in seiner ganzen Komplexität anzuerkennen, über seine Krankheit hinaus. Wohlwollen zeigt sich in einfachen Gesten: ein aufmerksamer Blick, eine sanft gelegte Hand, ein tröstendes Wort oder auch die Beachtung der Wünsche des Patienten, selbst in den schwierigsten Momenten. Der Pflegehelfer muss ein **Hüter der Würde sein**, indem er dafür sorgt, dass sich jeder Patient respektiert, angehört und bis zum Ende seines Lebens begleitet fühlt, ohne zu urteilen oder herablassend zu sein.

- **Die Aufgabe der Pflegekraft in der Palliativpflege**
  - Komfortpflege: Körperpflege und Hygiene.

Die **Komfortpflege** in der Palliativmedizin, insbesondere die Körperpflege und Hygiene, spielt eine zentrale Rolle bei der Begleitung von Patienten am Lebensende. Diese Pflege, die auf den ersten Blick einfach erscheinen mag, ist in Wirklichkeit von entscheidender Bedeutung, um das physische und psychische Wohlbefinden der Patienten zu gewährleisten und gleichzeitig ihre Würde und ihren Komfort in Momenten großer Verletzlichkeit zu bewahren. Sie beschränkt sich nicht auf die Ausführung technischer Aufgaben, sondern beinhaltet eine ständige Aufmerksamkeit für die individuellen Bedürfnisse und die Achtung der gesamten Person.

Zunächst einmal besteht die **Körperpflege** aus einer Reihe von täglichen Handlungen, die darauf abzielen, den Patienten sauber, bequem und bei den Aktivitäten des täglichen Lebens so unabhängig wie möglich zu halten. Wenn die Krankheit fortschreitet, verlieren viele Palliativpatienten allmählich ihre Mobilität und ihre Fähigkeit, sich selbst zu versorgen. Die Pflegekräfte helfen ihnen dann bei den wichtigsten Tätigkeiten wie Waschen, Anziehen, Frisieren und Rasieren. Diese Tätigkeiten, die unter normalen Umständen harmlos erscheinen, sind von entscheidender Bedeutung, wenn eine Person nicht mehr in der Lage ist, sie selbst auszuführen. Allein die Hilfe beim Duschen oder Erfrischen kann das Wohlbefinden eines Patienten erheblich steigern, da er sich sauberer, wohler und in seinem Körper respektiert fühlt.

Zweitens beschränkt sich die Bedeutung der **Körperhygiene** in der Palliativmedizin nicht nur auf das Wohlbefinden des Patienten. Sie ist auch von größter Bedeutung, um bestimmten medizinischen Komplikationen wie Infektionen oder Druckgeschwüren vorzubeugen, die auftreten können, wenn der Patient bettlägerig ist oder aufgrund seines Gesundheitszustands anfälliger wird. Die Pflege von Reibungsstellen, die Vermeidung des Auftretens von Druckstellen und die Aufrechterhaltung einer sorgfältigen Hygiene tragen nicht nur dazu bei, den Patienten gesund zu erhalten, sondern auch zusätzliches Leid aufgrund vermeidbarer Komplikationen zu verhindern. Jede Geste der Körperpflege oder der vorbeugenden Pflege ist daher darauf ausgerichtet, den unmittelbaren Komfort zu fördern und gleichzeitig die langfristige körperliche Sicherheit des Patienten zu gewährleisten.

Über die körperlichen Aspekte hinaus hat die Komfortpflege, insbesondere die Hygienepflege, eine **zutiefst psychologische und emotionale Dimension**. Das Gefühl der Sauberkeit, das Aussehen und das Selbstbild sind entscheidende Faktoren für die Aufrechterhaltung des Selbstwertgefühls, selbst in einem fortgeschrittenen Stadium der Krankheit. Viele Patienten legen, selbst wenn sie geschwächt sind, großen Wert auf ihr Aussehen und die Aufrechterhaltung einer gewissen Normalität in ihrem Alltag. Die Komfortpflege ermöglicht es den Patienten, trotz der Krankheit einen Teil ihrer Identität zu bewahren, indem sie ihre persönlichen Vorlieben und Gewohnheiten respektiert. Sei es, dass sie ihnen helfen, ihre Haare so zu frisieren, wie sie es mögen, Kleidung zu tragen, in der sie sich wohlfühlen, oder sich zu parfümieren, wenn sie es gewohnt sind - diese Gesten spenden Trost, der weit über eine einfache technische Pflege hinausgeht.

Die **begleitenden Gesten** während dieser Pflege sind ebenfalls von größter Bedeutung. Dabei geht es nicht nur darum, mechanische Handlungen auszuführen, sondern einen einfühlsamen und respektvollen Ansatz zu verfolgen. Einem Patienten beispielsweise beim Baden oder beim Wechseln der Kleidung zu helfen, erfordert eine ständige Kommunikation, sanfte Gesten und den absoluten Respekt vor der Intimsphäre des Patienten. Die Pflegekraft sollte immer darauf achten, dass sie vor der Durchführung einer Pflegemaßnahme die Zustimmung des Patienten einholt, auch wenn dieser todkrank ist, um seine Autonomie und Entscheidungsfähigkeit zu wahren. Diese Pflegemomente können zu bevorzugten Gelegenheiten für Dialog und Austausch werden, bei denen sich der Patient angehört und beachtet fühlt, was das Vertrauensverhältnis zwischen Pfleger und Gepflegtem stärkt.

Die Komfortpflege, insbesondere die Hygiene, trägt ebenfalls dazu bei, **große körperliche Beschwerden** wie Schweregefühl, Juckreiz oder das Unbehagen beim langen Liegen **zu lindern**. Regelmäßige Pflege hilft dem Patienten, seinen Zustand besser zu tolerieren, sich weniger von den körperlichen Folgen der Krankheit belastet zu fühlen und seine Tage mit einem gewissen

Wohlbefinden zu verbringen. Darüber hinaus kann in Situationen, in denen der Patient zu schwach ist, um Beschwerden zu melden, die sorgfältige Aufmerksamkeit des Pflegers viele Beschwerden verhindern. Beispielsweise einen Patienten in seinem Bett neu einzustellen, seine Bettwäsche zu wechseln, damit sie frisch und trocken ist, oder ihm zu helfen, eine bequeme Position zu finden, sind alles Handlungen, die, obwohl sie scheinbar unbedeutend sind, einen enormen Unterschied in der Lebensqualität des Patienten machen.

Schließlich stellt die hygienische Komfortpflege auch **für die Angehörigen des Patienten** eine **Quelle der Beruhigung** dar. Zu sehen, dass ihr Angehöriger gut versorgt, sauber und gepflegt ist, kann ihre eigene Angst mindern und ihnen die Gewissheit geben, dass der Patient mit größtem Respekt behandelt wird. Diese Pflege hat nicht nur für den Patienten selbst, sondern auch für die Menschen in seiner Umgebung eine beruhigende Dimension, indem sie eine Atmosphäre der Gelassenheit und des Wohlwollens schafft.

- Präsenz, Zuhören und Trost

In der Palliativmedizin bilden **Präsenz**, **Zuhören** und **Trost** ein wesentliches Triptychon bei der Begleitung von Patienten am Lebensende. Diese drei Dimensionen, die auf den ersten Blick einfach erscheinen, sind in Wirklichkeit von entscheidender Bedeutung für die Lebensqualität des Patienten und seiner Angehörigen. Sie gehen weit über die technische Kompetenz oder die Symptombekämpfung hinaus und berühren die Menschlichkeit der Beziehung zwischen Pfleger und Betreutem selbst. In einem Kontext, in dem Heilung nicht mehr möglich ist, werden diese menschlichen Qualitäten zum Fundament, auf dem der wahre Wert der Palliativmedizin ruht.

Die **Anwesenheit** der Pflegekraft wird oft als stille, aber zutiefst beruhigende Unterstützung empfunden. Am Lebensende kann das bloße Wissen, dass eine aufmerksame und wohlwollende Person an seiner Seite ist, dem Patienten ein Gefühl der Sicherheit und Gelassenheit vermitteln. Diese Präsenz beschränkt sich nicht darauf, physisch da zu sein; sie beinhaltet ein totales Engagement, ein Da-Sein, das von einer vollständigen Aufmerksamkeit für den gegenwärtigen Moment zeugt. Der Pflegende schafft durch seine Präsenz eine Umgebung, in der sich der Patient in dieser schwierigen Lebensphase begleitet fühlt. Diese Präsenz wird zu einer Form der nonverbalen Kommunikation, die besonders wertvoll ist, wenn Worte nicht mehr ausreichen oder wenn der Patient sich nicht mehr ausdrücken kann.

Das **Zuhören** ist eine weitere wesentliche Dimension der Arbeit des Pflegers in der Palliativpflege. In einer Umgebung, in der sich der Patient durch die Krankheit isoliert oder in seinem Leiden unverstanden fühlen kann, ist es von größter Bedeutung, einen Gesprächspartner zu haben, der zuhört, ohne zu urteilen oder ungeduldig zu sein. Zuhören in der Palliativmedizin bedeutet nicht nur, die Worte des Patienten zu hören, sondern auch, auf das Schweigen, die unausgesprochenen Emotionen und die Ängste zu hören, die sich hinter einfachen Sätzen verbergen. Der Pflegende muss in der Lage sein, unausgesprochene Bedürfnisse zu interpretieren, Sorgen oder Ängste zu verstehen, auch wenn sie nicht explizit ausgesprochen werden. Dieses aufmerksame Zuhören ermöglicht den Aufbau einer authentischen Beziehung zum Patienten, einer Beziehung, die auf Vertrauen und der Anerkennung seines Leidens und seiner Bedürfnisse beruht.

In der Palliativmedizin geht das Zuhören auch über die medizinischen Belange hinaus und schließt die emotionalen und existenziellen Dimensionen des Patienten mit ein. Viele todkranke Menschen haben das Bedürfnis, über ihre Angst vor dem Tod, ihre Traurigkeit angesichts der bevorstehenden Trennung von ihren Angehörigen oder über ihre spirituellen Fragen zu sprechen. Der Pfleger wird durch sein einfühlsames Zuhören zum Zeugen dieser intimen Überlegungen. Selbst wenn es keine Antworten gibt, kann das bloße Anbieten eines offenen Ohrs oft die Angst des Patienten lindern und ihm zeigen, dass er auf seinem Weg nicht allein ist.

Der **Trost** ist die dritte Säule dieser menschlichen Begleitung. Sie kann viele Formen annehmen, je nach den Bedürfnissen und Vorlieben des Patienten. Es kann sich um eine einfache Geste handeln, wie das Halten der Hand des Patienten in einem Moment der Not, das Verstellen des Kissens, um es bequemer zu machen, oder das Schenken eines warmen Lächelns. Trost beschränkt sich in der Palliativmedizin nicht auf körperliche Pflege, auch wenn diese natürlich einen wichtigen Teil der Erleichterung ausmacht, die der Pfleger bieten kann. Er umfasst auch psychologische und emotionale Aspekte. Trost bedeutet, in einem schwierigen Moment die richtigen Worte zu finden, dem Patienten die Angst vor dem Unbekannten zu nehmen und ihn sanft in seinen letzten Momenten zu begleiten.

Dieser Trost erstreckt sich auch auf die Familien, die ebenfalls Momente großer Verletzlichkeit erleben. Der Pfleger spielt oft eine Rolle als moralischer Beistand für die Angehörigen des Patienten, indem er ihnen zuhört, ihre Fragen beantwortet oder einfach nur da ist, wenn die Worte fehlen. Trost zu spenden bedeutet auch, Gelassenheit zu vermitteln und trotz des Schmerzes und der Traurigkeit der Situation ein beruhigendes Klima aufrechtzuerhalten. Für Familien kann es schwierig sein, den Verfall ihres Angehörigen zu beobachten, und die tröstende Präsenz des Pflegers mit seinem Fachwissen und seiner Menschlichkeit wird dann zu einer Quelle der Beruhigung für alle.

Dieser **Trost** ist im Kontext der Palliativmedizin auch mit der Idee der Würde verbunden. Der Patient muss das Gefühl haben, dass er selbst in seinen letzten Momenten als Individuum respektiert wird. Der Pflegende trägt durch seine aufmerksamen Gesten, seine wohlwollende Präsenz und sein Zuhören dazu bei, diese Würde zu bewahren. Trost bedeutet auch, dem Patienten das Gefühl zu geben, dass er noch Herr seiner Entscheidungen ist, dass er nicht auf seine Krankheit reduziert wird, sondern eine

Person mit Willen, Wünschen und Bedürfnissen bleibt. In dieser Perspektive wird der Pfleger zu einer echten Unterstützungsfigur, die nicht nur technische Pflege leistet, sondern auch moralischen, emotionalen und spirituellen Trost spendet.

- Kommunikation mit dem medizinischen Team und der Familie

Die Kommunikation zwischen der Pflegekraft, dem medizinischen Team und der Familie ist ein wesentliches Element in der Betreuung von Palliativpatienten. Sie sorgt nicht nur für eine kohärente Versorgung, sondern auch für die Aufrechterhaltung einer Umgebung des Vertrauens und der Gelassenheit, sowohl für den Patienten als auch für seine Angehörigen. In einem so heiklen Kontext wie dem des Lebensendes wird eine klare, transparente und empathische Kommunikation unerlässlich, um eine harmonische Begleitung zu gewährleisten.

Zunächst einmal ist die **Kommunikation mit dem medizinischen Team** eine zentrale Säule der Zusammenarbeit in der Palliativmedizin. Aufgrund seiner Nähe zum Patienten ist der Pflegende oft derjenige, der subtile Veränderungen des Gesundheitszustands zuerst beobachtet, sei es die Entwicklung körperlicher Symptome, ein Unbehagen oder ein besonderes Bedürfnis. Diese tägliche Beobachtung durch die Grundpflege und die regelmäßigen Interaktionen mit dem Patienten ermöglicht es der Pflegekraft, entscheidende Informationen an Pfleger und Ärzte zu melden. Beispielsweise können eine Veränderung des Schmerzniveaus, eine veränderte Atmung oder eine ungewöhnliche emotionale Reaktion wichtige Indikatoren für die Anpassung der Behandlung oder Pflege sein. Diese Details sind für andere Teammitglieder zwar manchmal nicht wahrnehmbar, aber entscheidend, um die Pflege proaktiv anzupassen.

Die Pflegekraft muss daher die Fähigkeit besitzen, **effektiv** mit anderen Angehörigen der Gesundheitsberufe zu **kommunizieren**, und zwar nicht nur durch die Übermittlung von Sachinformationen, sondern auch durch Beobachtungen über den psychologischen oder emotionalen Zustand des Patienten. Diese Kommunikation muss präzise, schnell und dokumentiert sein, da sie medizinische Entscheidungen direkt beeinflusst. So nimmt der Pflegehelfer an Teamsitzungen teil, wo er seine Beobachtungen und Empfindungen mitteilt und so zu einem umfassenden Verständnis des Zustands des Patienten beiträgt. Die Qualität dieser Kommunikation fördert eine reibungslose und kohärente Behandlung, bei der jedes Teammitglied über die Entwicklung des Patienten informiert ist und seine Handlungen entsprechend anpassen kann.

Die Kommunikation sollte jedoch nicht nur top-down von der Pflegekraft zum medizinischen Team erfolgen. Die Pflegekraft muss auch in der Lage sein, **klare Anweisungen** von Ärzten und Pflegekräften **zu erhalten**, insbesondere in komplexen Situationen, in denen die Palliativpflege eine Feinsteuerung der Symptome und eine ständige Aufmerksamkeit für die sich ändernden Bedürfnisse des Patienten erfordert. Dies erfordert ein klares Verständnis der vom Ärzteteam festgelegten Behandlungsziele, aber auch das Stellen der richtigen Fragen, um sicherzustellen, dass jede geleistete Pflege im Einklang mit dem Gesamtbetreuungsplan steht. Diese bidirektionale Kommunikation ermöglicht es der Pflegekraft, ihre Rolle innerhalb des multidisziplinären Teams als wichtiger Partner bei der Betreuung des Patienten voll auszufüllen.

Parallel dazu ist die **Kommunikation mit der Familie** des Pflegebedürftigen ein weiterer entscheidender Aspekt der Arbeit des Pflegers. Wenn die Familie in die Pflege einbezogen wird, wird sie zu einem integralen Bestandteil des Prozesses, und es ist wichtig, eine konstante Verbindung zu ihr aufrechtzuerhalten, die auf Transparenz und Zuhören beruht. Das Lebensende ist für die Angehörigen eine besonders schwierige Zeit, in der sie sich verloren, besorgt oder emotional überwältigt fühlen können. Die

Pflegekraft übernimmt dann eine **Vermittlerrolle**, indem sie ihnen erklärt, was vor sich geht, ihre Fragen beantwortet und sie hinsichtlich der Pflege beruhigt. Er ist oft die erste Person, der sich die Angehörigen anvertrauen, sei es, um ihre Ängste, Zweifel oder Erwartungen zu äußern.

Einer der heikelsten Aspekte dieser Kommunikation mit der Familie ist der **Umgang mit den Erwartungen**. Familien können manchmal unrealistische Erwartungen haben oder das Wesen der Palliativpflege, die nicht auf Heilung, sondern auf Linderung abzielt, nicht vollständig verstehen. Es ist daher die Pflicht der Pflegekraft, in Zusammenarbeit mit dem medizinischen Team pädagogisch tätig zu werden, indem sie klar und einfühlsam den Ablauf der Pflege, den voraussichtlichen Krankheitsverlauf und die dem Patienten zur Verfügung stehenden Optionen erläutert. Diese Kommunikation muss von Wohlwollen geprägt sein, da sie tief emotionale und existenzielle Fragen berührt. Es geht darum, das richtige Gleichgewicht zwischen der Vermittlung präziser medizinischer Informationen und dem Angebot emotionaler Unterstützung zu finden, die die Erfahrungen der Angehörigen respektiert.

Darüber hinaus kann es in manchen Fällen zu **Meinungsverschiedenheiten** zwischen Familienmitgliedern oder zwischen der Familie und dem medizinischen Team über die für den Patienten zu treffenden Entscheidungen kommen. Der Pfleger kann bei der Bewältigung dieser Konflikte eine Schlüsselrolle spielen, indem er einen offenen Dialog aufrechterhält und das Verständnis zwischen den verschiedenen Parteien fördert. Indem er die Pflege erklärt, die Komfortziele verdeutlicht und die Wünsche des Patienten in Erinnerung ruft, hilft der Pfleger, Spannungen abzubauen und Entscheidungen darauf auszurichten, den Willen des Patienten zu respektieren.

Die **emotionale Dimension** dieser Kommunikation darf nicht unterschätzt werden. Als Vermittler zwischen der Familie und dem medizinischen Team zu fungieren, bedeutet, dass man nicht nur den medizinischen Bedenken, sondern auch den Ängsten,

Missverständnissen und dem Bedürfnis der Angehörigen nach Rückversicherung zuhören können muss. Es ist von entscheidender Bedeutung, dass sich die Familie in diesem Prozess gehört, verstanden und unterstützt fühlt, und der Pfleger ist oft derjenige, der an vorderster Front steht, um diesen Trost zu spenden.

- **Der rechtliche und ethische Rahmen**
  - Die Rechte des Patienten am Lebensende.

Die Rechte des Patienten am Lebensende nehmen eine zentrale Stellung in der palliativmedizinischen Betreuung ein. Sie stellen sicher, dass jeder Mensch auch in seinen letzten Momenten mit Respekt, Würde und Autonomie behandelt wird. Diese Rechte beziehen sich nicht nur auf medizinische Aspekte, sondern umfassen auch menschliche, ethische und rechtliche Dimensionen, die darauf abzielen, den Patienten in seiner Gesamtheit zu schützen. Diese Rechte anzuerkennen und zu respektieren ist entscheidend, damit Patienten diese letzte Phase ihres Lebens nach ihren eigenen Wünschen und Werten leben können und gleichzeitig sichergestellt wird, dass ihre körperlichen, emotionalen und spirituellen Bedürfnisse berücksichtigt werden.

Eines der grundlegendsten Rechte ist das **Recht auf Information**. Jeder Patient, ob unheilbar krank oder nicht, hat das Recht, umfassend über seinen Gesundheitszustand, den Verlauf seiner Krankheit und die verfügbaren Behandlungsmethoden informiert zu werden. Diese Informationen müssen in einer klaren, zugänglichen und dem Verständnis des Patienten angemessenen Weise erteilt werden. In der Palliativmedizin ist dieses Recht besonders wichtig, da es den Patienten in die Lage versetzt, informierte Entscheidungen über sein Lebensende zu treffen. Dazu gehört auch die Möglichkeit, die Auswirkungen der vorgeschlagenen Behandlungen, die Optionen zur Linderung von Schmerzen oder Symptomen sowie die Folgen des Abbruchs bestimmter medizinischer Maßnahmen zu verstehen. Eine transparente Kommunikation ist entscheidend für den Aufbau eines Vertrauensverhältnisses zwischen Patient und medizinischem Team und bietet dem Patienten gleichzeitig die Möglichkeit, sich sowohl physisch als auch psychisch vorzubereiten.

Das **Recht auf autonome Entscheidungsfindung** ist ebenfalls von entscheidender Bedeutung. Am Lebensende behält der Patient die Macht zu entscheiden, welche Behandlung er erhalten möchte und welche nicht. Dieses Recht auf Autonomie zeigt sich in der Entscheidung, eine Behandlung fortzusetzen oder abzubrechen, Eingriffe zu akzeptieren oder abzulehnen oder sich sogar für eine palliativmedizinische Versorgung anstelle einer kurativen Behandlung zu entscheiden, die das Leben verlängern würde, ohne jedoch eine echte Lebensqualität zu bieten. Diese Wahlfreiheit ermöglicht es dem Patienten, sein Lebensende aktiv mitzugestalten und seine letzten Momente nach seinen Werten und Vorlieben zu gestalten. So kann sich ein Patient beispielsweise dafür entscheiden, zu Hause zu bleiben, anstatt in ein Krankenhaus eingeliefert zu werden, oder nur eine Komfortpflege zu erhalten, ohne sich invasiven Eingriffen zu unterziehen, die das Leiden nur verlängern würden. In der Palliativmedizin ist es von entscheidender Bedeutung, diese Autonomie zu respektieren, selbst wenn die Entscheidungen des Patienten von denen abweichen, die das medizinische Team oder die Familie in Betracht ziehen könnten.

Im Zusammenhang mit diesem Recht auf Autonomie gibt es auch das **Recht, therapeutische Maßnahmen (acharnement thérapeutique) abzulehnen**. Am Lebensende können bestimmte Behandlungen das Leben verlängern, ohne jedoch die Lebensqualität zu verbessern, und in manchen Fällen mehr Leiden verursachen. Der Patient hat daher das Recht, diese Behandlungen abzulehnen, wenn er der Meinung ist, dass sie nicht seiner Vorstellung von einem würdevollen und friedlichen Lebensende entsprechen. Diese Ablehnung der therapeutischen Verbissenheit ist ein zentraler Aspekt der Palliativmedizin, die in erster Linie darauf abzielt, Schmerzen zu lindern und Bequemlichkeit zu bieten, anstatt einen erbitterten Kampf gegen die Krankheit um jeden Preis fortzusetzen. Dieses Recht ist umso wichtiger, als es dem Patienten ermöglicht, seine letzten Tage in Würde zu verbringen, ohne sich Eingriffen unterziehen zu müssen, die sein physisches oder psychisches Wohlbefinden nicht mehr respektieren würden.

Ein weiteres Grundrecht ist das **Recht auf Schmerzbehandlung**. Jeder Patient hat das Recht, nicht unnötig zu leiden, und es ist die Pflicht des medizinischen Teams, alle notwendigen Strategien zur Linderung der Schmerzen und der mit dem Lebensende verbundenen Symptome einzusetzen. In der Palliativmedizin bedeutet dies häufig die Verabreichung von schmerzstillenden Behandlungen, manchmal in hohen Dosen, um ein möglichst angenehmes Gefühl zu gewährleisten. Die Schmerzlinderung hat oberste Priorität, da sie dem Patienten ermöglicht, seine letzten Momente in Ruhe zu verbringen, ohne von unerträglichem Leiden überwältigt zu werden. Dieses Recht erstreckt sich auch auf andere unangenehme Symptome wie Atembeschwerden oder Übelkeit, die mit der gleichen Aufmerksamkeit behandelt werden müssen.

Das **Recht auf Achtung der Würde** ist ein weiterer Pfeiler der Rechte von Patienten am Lebensende. Die Menschenwürde muss zu jeder Zeit gewahrt werden, unabhängig davon, wie sich der Gesundheitszustand des Patienten entwickelt. Das bedeutet, dass der Patient mit Respekt behandelt werden muss, dass seine Wünsche berücksichtigt werden müssen und dass seine Privatsphäre geschützt werden muss. Am Lebensende erhalten diese Aspekte eine besonders starke Dimension: Die Würde des Patienten zu achten bedeutet, dass er Herr über seinen Körper bleibt, dass er behutsam und rücksichtsvoll betreut wird und dass er eine ruhige und beruhigende Umgebung vorfindet, in der er sich als Person respektiert fühlt.

Neben diesen Rechten ist das **Recht auf psychologische und spirituelle Unterstützung** ein weiterer grundlegender Aspekt.

Der Patient hat das Recht, nicht nur medizinisch, sondern auch emotional und spirituell betreut zu werden. In der Palliativmedizin wird dieser Dimension große Bedeutung beigemessen, da das Lebensende oft eine Zeit der existenziellen Fragen, Ängste, Befürchtungen und manchmal auch des Bedauerns ist. Der Patient hat das Recht, Unterstützung zu erhalten, die ihm hilft, diese Phase zu überstehen, sei es durch psychologische Begleitung durch einen Fachmann oder durch spirituelle Unterstützung, die mit seinen Überzeugungen und Werten übereinstimmt. Dieses Recht ermöglicht es dem Patienten, eine Art inneren Frieden zu finden, sich beruhigt auf den Tod vorzubereiten und sich bei seinen tiefsten Überlegungen begleitet zu fühlen.

Schließlich ist das **Recht auf familiäre Begleitung** ein Schlüsselrecht am Lebensende. Der Patient muss die Möglichkeit haben, von seinen Angehörigen umgeben zu sein, sofern er dies wünscht. Diese Begleitung ermöglicht es nicht nur, die Bindung zur Familie zu stärken, sondern auch, die letzten Momente umgeben von Zuneigung und Unterstützung zu erleben. In der Palliativmedizin achtet das Behandlungsteam darauf, dass die Familie an der Begleitung teilnehmen kann, wobei es den Willen des Patienten respektiert, wie er diese intimen Momente teilen möchte.

- Die Ethik der Pflege am Lebensende: Respekt, Würde und Autonomie.

Die Ethik der Betreuung am Lebensende beruht auf drei Grundprinzipien: Respekt, Würde und Autonomie. Diese Prinzipien bilden den moralischen und menschlichen Rahmen der Palliativmedizin und leiten jede Handlung der Gesundheitsfachkräfte bei der Begleitung von Patienten, die sich dem Ende ihres Lebens nähern. Sie sind das Herzstück des palliativen Ansatzes, der nicht darauf abzielt, das Leben um jeden Preis zu verlängern, sondern vielmehr eine optimale

Lebensqualität bis zum letzten Atemzug zu bieten und dabei die Wünsche und Werte des Patienten zu berücksichtigen. Die Ethik der Betreuung am Lebensende verlangt, jeden Patienten nicht nur als eine Person mit einer Krankheit zu betrachten, sondern in erster Linie als einen vollständigen Menschen, dessen Rechte, Wille und Würde respektiert werden müssen.

Respekt ist der erste Eckpfeiler dieser Ethik. Einen Patienten am Lebensende zu respektieren bedeutet in erster Linie, seinen Wert als Person unabhängig von seinem Gesundheitszustand anzuerkennen. Das bedeutet, ihn mit der gleichen Rücksicht und Aufmerksamkeit zu behandeln wie jeden anderen Menschen, ohne seine Identität auf seine Krankheit oder Gebrechlichkeit zu reduzieren. In der Palliativmedizin äußert sich Respekt in einfachen, aber wesentlichen Gesten: dem aufmerksamen Zuhören seiner Bedürfnisse, dem Berücksichtigen seines Willens und dem Respektieren seines Rhythmus. Respekt bedeutet auch, sicherzustellen, dass der Patient gut über seinen Zustand informiert wird, dass er die Möglichkeit hat, Fragen zu stellen, seine Optionen zu diskutieren und aktiv an Entscheidungen teilzunehmen, die sein eigenes Leben betreffen. Es handelt sich um einen ganzheitlichen Respekt, der sowohl ihren Körper als auch ihren Geist, ihre Überzeugungen, Wünsche und Ängste einschließt.

Dieser Respekt äußert sich auch in der Haltung des Pflegepersonals gegenüber dem Leiden des Patienten. Am Ende des Lebens durchlebt der Patient oft Momente großer Verletzlichkeit, sowohl körperlich als auch emotional. Das Pflegepersonal muss diesem Leiden zuhören, es erkennen und alles tun, um es zu lindern. Respekt vor dem Patienten bedeutet, seine Schmerzen, seien sie physisch oder psychisch, nicht zu verharmlosen und seinen Komfort und sein Wohlbefinden nie aus den Augen zu verlieren, selbst wenn eine Heilung nicht mehr möglich ist.

Der zweite Pfeiler der Ethik in der Pflege am Lebensende ist die **Würde**. Die Würde des Patienten zu wahren bedeutet, dafür zu sorgen, dass er sich während seines gesamten Weges am Lebensende als Individuum respektiert fühlt, selbst in den schwierigsten Momenten. Würde ist ein komplexer Begriff, aber er gewinnt an Bedeutung, wenn der Patient einen Teil seiner körperlichen oder geistigen Autonomie verliert. In der Palliativmedizin müssen sich die Betreuer stets vor Augen halten, dass der Patient trotz Krankheit und Gebrechlichkeit eine vollständige Person mit seiner Geschichte, seinen Werten und seiner Menschlichkeit bleibt.

Die Würde zu wahren bedeutet, dafür zu sorgen, dass sich der Patient nie auf seinen Gesundheitszustand reduziert fühlt. Das bedeutet zum Beispiel, ihm so viel Kontrolle wie möglich über seine Umgebung, seinen Körper und seine Behandlungsentscheidungen zu lassen. Es bedeutet auch, sich um sein Aussehen, seinen Komfort und seine Intimsphäre zu kümmern, damit er sich nie abgewertet oder entmenschlicht fühlt. Körperpflege und Hygiene sind in dieser Hinsicht Schlüsselmomente, um die Würde des Patienten zu wahren, indem man darauf achtet, dass er immer mit Feingefühl und Respekt behandelt wird, selbst bei den intimsten Gesten. Würde bedeutet auch, die Momente der Verletzlichkeit des Patienten zu respektieren, seine Tränen, seine Wut oder sein Schweigen zu akzeptieren und ihm eine Begleitung anzubieten, die ihn nicht verurteilt, sondern ihn in dieser Lebensphase unterstützt.

Schließlich bildet die **Autonomie** den dritten Pfeiler der Ethik der Pflege am Lebensende. Selbst wenn die Krankheit seine körperlichen oder geistigen Fähigkeiten allmählich einschränkt, muss der Patient weiterhin im Mittelpunkt der ihn betreffenden Entscheidungen stehen. Autonomie am Lebensende bedeutet, dass der Patient die Möglichkeit hat, die Art der Pflege zu wählen, die er erhalten möchte, bestimmte Behandlungen abzulehnen, wenn er dies wünscht, und selbst zu definieren, was für ihn ein würdevolles und entspanntes Lebensende bedeutet. In der Palliativmedizin bedeutet die Achtung der Patientenautonomie, dass der Patient das Gefühl hat, die Kontrolle über sein Leben zu behalten, auch wenn die Krankheit alles zu überrollen scheint.

Das bedeutet, dass er über die ihm zur Verfügung stehenden Optionen vollständig informiert werden muss, ob er nun eine Behandlung fortsetzen, Komfort bevorzugen oder einen Ort wählen möchte, an dem er seine letzten Tage verbringen möchte, sei es zu Hause oder in einer Einrichtung.

Die Achtung der Autonomie umfasst auch das Recht des Patienten, therapeutische Maßnahmen abzulehnen. Am Ende des Lebens können bestimmte Behandlungen das Leben verlängern, ohne die Lebensqualität zu verbessern. Der Patient hat daher das Recht zu entscheiden, diese Behandlungen abzubrechen, wenn er sie für unnötig oder zu belastend hält. Diese Entscheidung muss respektiert werden, auch wenn sie den Wünschen der Familie oder den medizinischen Empfehlungen zuwiderläuft. Autonomie bedeutet auch, dem Patienten zu ermöglichen, seine Präferenzen in Bezug auf Komfort, Schmerzbehandlung oder spirituelle Unterstützung geltend zu machen, damit er das Lebensende im Einklang mit seinen tiefsten Überzeugungen und Werten angehen kann.

In manchen Fällen kann die Autonomie des Patienten durch seinen Gesundheitszustand beeinträchtigt werden, insbesondere wenn er die Fähigkeit verliert, sich zu äußern oder Entscheidungen zu treffen. In solchen Situationen ist es die Pflicht des Pflegepersonals und der Familie, dafür zu sorgen, dass der vom Patienten geäußerte Wille bzw. seine Patientenverfügung respektiert wird. Dazu gehört insbesondere die Respektierung seiner Entscheidungen bezüglich der Beendigung von Behandlungen oder der Maßnahmen, die im Falle eines Bewusstseinsverlustes ergriffen werden sollen. Die Autonomie ist also ein Begriff, der auch dann beachtet werden muss, wenn der Patient nicht mehr in der Lage ist, direkt an Entscheidungen teilzunehmen.

Kapitel 2

Palliativmedizin verstehen

- **Definition und Philosophie der Palliativmedizin**
  - Unterschiede zwischen palliativer und kurativer Versorgung.

Palliativmedizin und kurative Medizin sind zwei unterschiedliche, sich jedoch ergänzende medizinische Ansätze für die Versorgung von Patienten, insbesondere wenn diese an schweren Krankheiten leiden. Der Hauptunterschied zwischen diesen beiden Arten der Versorgung liegt in ihrem grundlegenden Ziel. Während die **kurative Versorgung** darauf abzielt, die Krankheit zu heilen oder ihr Fortschreiten aufzuhalten, soll die **palliative Versorgung** die Lebensqualität des Patienten verbessern, indem sie Symptome lindert und eine umfassende Betreuung anbietet, ohne das Leben um jeden Preis verlängern zu wollen. Diese grundlegende Unterscheidung beeinflusst die Art und Weise, wie jeder Ansatz umgesetzt wird, und die Philosophie, die ihm zugrunde liegt.

Im Mittelpunkt der **kurativen** Versorgung steht der Gedanke, zu heilen, die Krankheit an ihrem Ursprung zu behandeln und die Gesundheit des Patienten so weit wie möglich wiederherzustellen. Sie wird in Situationen angewandt, in denen Behandlungen, Medikamente oder chirurgische Eingriffe zur Verfügung stehen, mit denen das Fortschreiten der Krankheit verlangsamt oder sogar beseitigt werden kann. Bei der kurativen Versorgung geht es darum, die Erkrankung aktiv zu bekämpfen, Tumore zu verkleinern, Organe zu stabilisieren oder Infektionen zu beseitigen. Die kurative Medizin basiert auf der Suche nach Lösungen, auf medizinischen Innovationen und auf der Hoffnung auf Remission oder vollständige Heilung.

Bei akuten oder reversiblen Erkrankungen ist die kurative Pflege unerlässlich und führt zu Ergebnissen, die es den Patienten ermöglichen, ein normales Leben wieder aufzunehmen. In Fällen, in denen die Krankheit irreversibel, progressiv oder terminal ist, stößt die kurative Pflege jedoch manchmal an ihre Grenzen. Wenn eine Heilung nicht mehr möglich ist, können kurative Maßnahmen ihre Wirksamkeit verlieren und zu einer Quelle zusätzlichen Leidens für Körper und Geist des Patienten werden. In solchen Situationen kommt die Bedeutung der Palliativmedizin zum Vorschein, da sie eine Alternative bietet, die sich auf Komfort und Lebensqualität konzentriert, anstatt auf eine Verlängerung des Lebens um jeden Preis.

Die **Palliativmedizin** kommt also zum Einsatz, wenn eine Heilung nicht mehr möglich ist oder wenn der Patient selbst entscheidet, die kurativen Behandlungen nicht mehr fortzusetzen. Im Gegensatz zur kurativen Behandlung zielt die Palliativmedizin nicht auf die Ausrottung der Krankheit ab, sondern auf die Linderung der daraus resultierenden Symptome, um dem Patienten ein erträglicheres Leben zu ermöglichen. Die Schmerzbehandlung ist eine der Prioritäten der Palliativmedizin, da sie das mit der Krankheit verbundene körperliche Leiden lindern kann. Gleichzeitig versucht diese Pflege, andere Symptome wie Müdigkeit, Übelkeit, Atemnot oder Schlafstörungen zu lindern, die die Lebensqualität des Patienten am Lebensende stark beeinträchtigen können.

Ein weiterer bemerkenswerter Unterschied zwischen palliativer und kurativer Versorgung liegt in der ganzheitlichen Herangehensweise an den Patienten. Die Palliativmedizin verfolgt einen **ganzheitlichen Ansatz** und berücksichtigt nicht nur die körperlichen Symptome, sondern auch die emotionalen, psychologischen, sozialen und spirituellen Dimensionen des Patienten. Denn die Palliativmedizin erkennt an, dass die Krankheit nicht nur den Körper betrifft, sondern auch das psychologische und spirituelle Wohlbefinden des Menschen tiefgreifend beeinflusst. Es geht also darum, den Patienten in all diesen Dimensionen zu begleiten, ihm zu helfen, mit der Angst vor dem Tod und der Trennung von seinen Angehörigen umzugehen, und ihm gleichzeitig emotionale Unterstützung und spirituellen Trost zu bieten. Die kurative Pflege hingegen konzentriert sich in erster Linie auf die medizinische Dimension der Krankheit, auf das betroffene Organ oder die biologische Fehlfunktion, die korrigiert werden muss.

Die **Palliativmedizin** zeichnet sich auch durch die **Begleitung der Angehörigen** aus. Neben der Konzentration auf das

Wohlergehen des Patienten unterstützen Palliativpflegekräfte auch direkt die Familien und Freunde, die den Patienten umgeben. Diese Begleitung ist von entscheidender Bedeutung, da das Lebensende nicht nur den Patienten, sondern auch seine Angehörigen betrifft, die selbst mit dem Schmerz des drohenden Verlustes zu kämpfen haben. Die Palliativmedizin kann das Leiden der Familien lindern, indem sie sie psychologisch unterstützt, ihnen hilft, sich auf die Trauer vorzubereiten, und ihnen Werkzeuge an die Hand gibt, um ihre Angehörigen so gelassen wie möglich zu begleiten. In der kurativen Versorgung ist diese Begleitung der Angehörigen oft weniger zentral, da der Schwerpunkt hauptsächlich auf der Behandlung der Krankheit liegt.

Ein weiterer Aspekt, der die Palliativpflege von der kurativen Pflege unterscheidet, ist das Konzept der **Zeit**. In der kurativen Versorgung wird die Zeit oft als ein Gegner gesehen, den es zu beherrschen gilt. Ärzte und Pfleger versuchen, das Fortschreiten der Krankheit aufzuhalten oder zu verlangsamen, Zeit zu gewinnen, damit eine Behandlung wirken kann. Die kurative Versorgung wird häufig mit Dringlichkeit in Verbindung gebracht, mit der Notwendigkeit, schnell zu handeln, um die Heilungschancen zu maximieren. In der Palliativmedizin hingegen wird die Zeit anders erlebt. Es geht nicht mehr darum, sie um jeden Preis zu verlängern, sondern darum, sie zu **qualifizieren** und dafür zu sorgen, dass die verbleibende Zeit so gelassen und komfortabel wie möglich erlebt wird. Dieser Perspektivenwechsel macht die Palliativmedizin zu einer auf den Augenblick konzentrierten Begleitung, bei der jeder Tag für den Patienten zählt, nicht in Bezug auf die Dauer, sondern in Bezug auf die Lebensqualität.

Schließlich ist einer der hervorstechendsten Aspekte der **Palliativmedizin** ihr **Respekt vor der Autonomie des Patienten**. In der Palliativmedizin wird der Patient als Hauptakteur seines Lebensendes betrachtet. Er hat das Recht zu entscheiden, welche Behandlungen er erhalten möchte und welche nicht, wie er in seinen letzten Momenten begleitet werden möchte und was er als ein würdiges Lebensende betrachtet. Die Palliativmedizin legt großen Wert darauf, die Wünsche des Patienten zu respektieren, indem sie ihm eine Pflege anbietet, die nicht versucht, sein Leben um jeden Preis zu verlängern, sondern die darauf abzielt, ihm Erleichterung zu verschaffen und seine Entscheidungen zu respektieren. Die kurative Versorgung hingegen wird häufig von der Notwendigkeit diktiert, die Krankheit zu bekämpfen, und medizinische Entscheidungen basieren hauptsächlich auf der Suche nach den besten Behandlungsstrategien zur Lebensverlängerung, was manchmal auf Kosten der Autonomie des Patienten geht.

○ Ganzheitlicher Ansatz: körperliche, psychologische, spirituelle und soziale Versorgung.
Der ganzheitliche Ansatz in der Palliativmedizin ist eine Betreuungsmethode, die den Patienten in seiner Gesamtheit betrachtet und nicht nur seine körperlichen Bedürfnisse, sondern auch seine psychologischen, spirituellen und sozialen Dimensionen berücksichtigt. Im Gegensatz zu einem ausschließlich biomedizinischen Ansatz erkennt diese ganzheitliche Sichtweise an, dass das menschliche Leiden, insbesondere am Lebensende, nicht auf körperliche Symptome beschränkt ist, sondern umfassendere Aspekte der Existenz umfasst. Indem sie sich um den Menschen als Ganzes kümmern, stellen die Pflegekräfte sicher, dass sie allen Facetten seines Wohlbefindens gerecht werden, damit der Patient diese letzte Lebensphase in Würde, Gelassenheit und Beruhigung durchleben kann.

Die **körperliche Pflege** ist natürlich ein zentraler Bestandteil dieses Ansatzes. In der Palliativmedizin ist die Linderung von Schmerzen und anderen körperlichen Symptomen (wie Müdigkeit, Atemnot, Übelkeit oder Druckgeschwüren) von entscheidender Bedeutung, um dem Patienten ein angenehmes Leben zu ermöglichen. Die Schmerzbehandlung stellt oft eine

Herausforderung dar, ist aber entscheidend, um dem Patienten trotz fortschreitender Krankheit eine akzeptable Lebensqualität zu bieten. Das Pflegepersonal, seien es Ärzte, Krankenschwestern oder Pfleger, arbeitet zusammen, um die Behandlung anzupassen und sicherzustellen, dass der Patient eine Pflege erhält, die sein körperliches Leiden lindert, ohne seinen allgemeinen Komfort zu beeinträchtigen. In der Palliativmedizin besteht die körperliche Pflege jedoch nicht nur aus medizinischen Maßnahmen. Sie umfasst auch Maßnahmen zur Verbesserung des Wohlbefindens, wie z. B. die Neupositionierung des Patienten zur Vermeidung von Druckgeschwüren, die Aufrechterhaltung der Körperhygiene oder die Mundpflege, damit der Patient ausreichend Flüssigkeit zu sich nehmen und sich wohlfühlen kann. Jede Geste, jede Pflege zielt darauf ab, den Körper zu beruhigen und eine Umgebung zu schaffen, in der sich der Patient behutsam und aufmerksam betreut fühlt.

Neben der körperlichen Pflege geht es bei dem ganzheitlichen Ansatz jedoch auch darum, sich um die **psychologische Dimension** des Patienten zu kümmern. Das Lebensende ist oft von tief sitzenden Ängsten geprägt: Angst vor dem Unbekannten, Todesangst, Bedauern darüber, dass man bestimmte Dinge nicht erreicht hat, oder Trauer darüber, dass man seine Angehörigen verlassen muss. Diese Emotionen sind natürlich, können aber manchmal für den Patienten überwältigend sein. Die psychologische Begleitung in der Palliativmedizin ist daher von entscheidender Bedeutung, um dem Patienten einen Raum zu bieten, in dem er seine Ängste, Zweifel und Emotionen ausdrücken kann. Pflegende, insbesondere Pflegehelfer und Psychologen, spielen in diesem Prozess eine Schlüsselrolle. Sie versuchen nicht immer, diese Ängste zu beantworten oder zu lösen, sondern sie aufzunehmen, präsent zu sein und zuzuhören, ohne zu urteilen. Durch dieses aktive und einfühlsame Zuhören ermöglichen sie es dem Patienten, seine Gefühle zu verbalisieren und sich in seiner emotionalen Entwicklung unterstützt zu fühlen. In der Palliativmedizin ist die Pflege der Psyche des Patienten genauso wichtig wie die Pflege seines Körpers, da unbehandeltes psychisches Leiden den körperlichen Schmerz verstärken und den Allgemeinzustand des Patienten verschlechtern kann.

Der ganzheitliche Ansatz umfasst auch eine **spirituelle Dimension**, die in anderen Zweigen der Medizin oft vernachlässigt wird. Wenn der Tod näher rückt, stellen sich viele Patienten existentielle Fragen: Welchen Sinn soll ihr Leben haben? Was wird nach ihrem Tod geschehen? Wie können sie ihre Situation mit ihren Überzeugungen oder ihrer Spiritualität in Einklang bringen? Diese Fragen können Frieden stiften, aber auch große Not verursachen. In der Palliativmedizin ist es von entscheidender Bedeutung, diese spirituellen Anliegen anzuerkennen und zu respektieren. Unabhängig davon, ob der Patient religiös ist oder nicht, kann die spirituelle Begleitung ein tiefes Bedürfnis nach Beruhigung angesichts der Ungewissheit des Todes befriedigen. Pflegende sollten in der Lage sein, dieses Bedürfnis zu erkennen, sensibel darauf einzugehen und sich dabei an den Glauben und die Werte des Patienten anzupassen. Dies kann philosophische Gespräche, die Anwesenheit eines Seelsorgers oder einfach Momente respektvoller Stille beinhalten. In jedem Fall ist es das Ziel, dem Patienten zu ermöglichen, einen gewissen inneren Frieden zu finden, sich mit seinen Überzeugungen im Einklang zu fühlen und diesen letzten Schritt in aller Gelassenheit zu gehen.

Schließlich ist auch die **soziale Dimension** des ganzheitlichen Ansatzes von grundlegender Bedeutung. In der Palliativmedizin ist es unmöglich, den Patienten von seinem Umfeld zu trennen. Die Familie und die Angehörigen spielen eine zentrale Rolle am Lebensende, und ihre Anwesenheit ist für das Wohlbefinden des Patienten oft von entscheidender Bedeutung. Diese Nähe kann jedoch auch zu Spannungen, Missverständnissen oder Leiden führen. Der ganzheitliche Ansatz in der Palliativmedizin achtet daher darauf, sich nicht nur um den Patienten, sondern auch um seine Familie zu kümmern. Die Betreuenden begleiten die Angehörigen und helfen ihnen, die Situation zu verstehen, die Realität des Lebensendes zu akzeptieren und Wege zu finden, wie sie ihre Lieben unterstützen können. Sie bieten ihnen einen Raum, in dem sie über ihre Ängste sprechen, Fragen stellen und ihre Gefühle mitteilen können. Darüber hinaus umfasst der soziale Aspekt der Palliativmedizin auch die Gestaltung der Interaktionen zwischen dem Patienten und der Außenwelt: Aufrechterhaltung sozialer Bindungen, Erleichterung von Besuchen, Anpassung der Umgebung, damit der Patient mit den Menschen, die ihm wichtig sind, in Kontakt bleiben kann.

So beschränkt sich der ganzheitliche Ansatz in der Palliativmedizin nicht auf die Behandlung eines Symptoms oder einer Krankheit. Sie versucht, **den Menschen in all seinen Dimensionen zu begleiten**: physisch, psychologisch, spirituell und sozial. Es ist diese ganzheitliche Betreuung, die es ermöglicht, dem Patienten ein würdiges Lebensende zu bieten, das seine Person respektiert und seinen Wünschen und Bedürfnissen entspricht. Dieser Ansatz macht aus dem Patienten mehr als nur einen Kranken; er erkennt ihn als vollständigen Menschen mit Wünschen, Emotionen, Überzeugungen und Beziehungen an, die bis zum letzten Moment geehrt und unterstützt werden müssen. Indem er sich um jeden Aspekt des Lebens des Patienten kümmert, bietet der ganzheitliche Ansatz ein Lebensende, bei dem Qualität statt Dauer im Vordergrund steht, mit tiefem Respekt vor der Individualität und der Menschlichkeit des Patienten.

- **Die besonderen Bedürfnisse von Patienten am Lebensende**
  - Umgang mit Schmerzen und Symptomen

Die **Behandlung von** Schmerzen **und Symptomen** ist eine der wichtigsten Prioritäten in der Palliativmedizin. Wenn eine Heilung nicht mehr möglich ist, wird die Linderung des Leidens zum zentralen Ziel, damit der Patient seine letzten Momente so angenehm und würdevoll wie möglich verbringen kann. In diesem Zusammenhang geht es nicht mehr nur um die Bekämpfung der Krankheit, sondern um die Behandlung der körperlichen, emotionalen und psychologischen Erscheinungsformen der Krankheit, damit der Patient bis zuletzt eine akzeptable Lebensqualität bewahren kann.

Körperliche Schmerzen sind oft das erste Leiden, mit dem sich die Teams der Palliativmedizin auseinandersetzen müssen. Viele Patienten am Lebensende, ob mit Krebs, neurologischen Erkrankungen oder anderen schweren Erkrankungen, leiden unter starken und anhaltenden Schmerzen. Die Herausforderung für das Pflegepersonal besteht darin, das richtige Gleichgewicht zwischen einer wirksamen Schmerztherapie und der Aufrechterhaltung einer Lebensqualität zu finden, die es dem Patienten ermöglicht, so wach und selbstständig wie möglich zu bleiben. Opioidtherapien wie Morphin werden in der Palliativmedizin häufig eingesetzt, um starke Schmerzen zu lindern. Die Schmerzbehandlung beschränkt sich jedoch nicht auf die Verschreibung von Medikamenten. Sie umfasst auch einen individualisierten Ansatz, bei dem das Pflegepersonal in Verbindung mit dem Patienten und seiner Familie regelmäßig die Schmerzintensität und die Wirkung der Behandlungen beurteilt und die Dosis oder die Therapien entsprechend anpasst.

Ziel ist es, ein **feines Gleichgewicht** zwischen der Schmerzlinderung und den Nebenwirkungen der Behandlung, insbesondere Schläfrigkeit oder Verwirrtheit, zu finden. Da jeder Patient anders auf Medikamente reagiert, ist es wichtig, dass die Schmerzbehandlung auf die Person zugeschnitten ist und ihre Gefühle, Toleranzen und Wünsche berücksichtigt werden. Für manche ist eine leichte Sedierung akzeptabel, wenn sie ein schmerzfreies Leben ermöglicht; für andere ist es wichtig, bei Bewusstsein und wach zu bleiben, auch wenn dies bedeutet, ein höheres Maß an Schmerzen zu ertragen. Die Begleitung in der Palliativmedizin beruht daher auf einer engen Zusammenarbeit zwischen dem Patienten, seiner Familie und dem

Behandlungsteam, um die Prioritäten und Werte des Patienten zu respektieren.

Körperliche Schmerzen sind jedoch nicht das einzige Symptom, um das sich das Pflegeteam kümmern muss. Am Lebensende können viele weitere Symptome auftreten, die einen sorgfältigen Umgang erfordern. Zu den häufigsten gehört die **Atemnot** (oder Dyspnoe), die für den Patienten äußerst beängstigend sein kann. Das Gefühl, Schwierigkeiten beim Atmen zu haben, kann starke Angst auslösen, und es ist entscheidend, dass diese Notlage genauso sorgfältig behandelt wird wie körperliche Schmerzen. Spezielle Behandlungen wie die Verabreichung von Sauerstoff, angstlösenden Medikamenten oder niedrig dosierten Morphinen können helfen, das Gefühl des Erstickens zu lindern. Darüber hinaus können einfache Techniken wie die Lagerung des Patienten oder der Einsatz von Beatmungsgeräten manchmal eine nicht zu unterschätzende Erleichterung bringen.

Übelkeit und Erbrechen sind ebenfalls häufige Symptome in der Palliativmedizin, insbesondere bei Patienten, die an Krebs erkrankt sind oder bestimmte medikamentöse Behandlungen erhalten. Diese Symptome können sehr behindernd sein und die Lebensqualität des Patienten beeinträchtigen, da sie das Essen oder Trinken erschweren. Durch den Einsatz von Antiemetika in Verbindung mit einer Ernährungsumstellung lassen sich diese Beschwerden in der Regel besser kontrollieren und das Wohlbefinden des Patienten erhalten. Auch hier ist die Aufmerksamkeit gegenüber den Gefühlen des Patienten von entscheidender Bedeutung, um die Behandlung an die Entwicklung seines Zustands anzupassen.

Unruhe und Angst sind weitere Formen des Leidens, die bei der Symptombehandlung in der Palliativmedizin berücksichtigt werden müssen. Das Lebensende ist oft von tiefen Ängsten begleitet, vor dem Tod selbst oder vor der bevorstehenden Trennung von den Angehörigen. Diese emotionale Not kann manchmal körperliche Schmerzen verstärken und die Situation noch schwerer erträglich machen. Aus diesem Grund ist die psychologische Betreuung und in manchen Fällen die Verschreibung von Anxiolytika oder Antidepressiva von entscheidender Bedeutung, um dem Patienten zu helfen, geistige und emotionale Beruhigung zu finden. Pflegehelfer, Psychologen und andere Fachkräfte für psychische Gesundheit spielen hier eine entscheidende Rolle, indem sie aufmerksam zuhören, auf die emotionalen Bedürfnisse des Patienten eingehen und ihm helfen, diese Zeit der großen Verletzlichkeit mit größtmöglicher Gelassenheit zu überstehen.

Ein weiterer Aspekt des Symptommanagements in der Palliativmedizin ist der **Umgang mit Müdigkeit und körperlicher Schwäche**. Am Ende des Lebens kann die Krankheit den Patienten extrem erschöpft zurücklassen, sodass selbst die einfachsten Aufgaben schwer oder gar nicht mehr zu bewältigen sind. In diesen Fällen besteht das Ziel der Pflege darin, die Umgebung des Patienten so anzupassen, dass der Komfort maximiert und unnötige körperliche Anstrengungen minimiert werden. Praktische Maßnahmen wie die Neugestaltung des Wohnraums, der Einsatz technischer Hilfsmittel (Rollstühle, Pflegebetten) oder regelmäßige Körperpflege können den Alltag des Patienten erheblich verbessern, indem sie die körperliche Belastung des Körpers verringern.

Schließlich muss unbedingt betont werden, dass die Schmerz- und Symptombehandlung in der Palliativmedizin nicht auf die medikamentöse Versorgung beschränkt ist. **Komplementäre Therapien** wie Massagetherapie, Musiktherapie, Aromatherapie oder auch Akupunktur werden häufig in den Behandlungsplan integriert, um zusätzliche Linderung zu bieten und das allgemeine Wohlbefinden des Patienten zu verbessern. Diese Ansätze ermöglichen es, den Patienten ganzheitlich zu behandeln, indem sie sowohl auf seinen Körper als auch auf seinen Geist einwirken und Momente der Entspannung schaffen, die das Lösen von Spannungen und das Nachlassen der Symptome fördern.

- Psychologische Bedürfnisse: Angst vor dem Tod, Angstzustände.

Die **psychologischen Bedürfnisse** von Patienten in der Palliativmedizin, insbesondere die **Angst vor dem Tod** und die **Angst,** sind entscheidende Aspekte der Sterbebegleitung. Diese Bedürfnisse, die oft genauso intensiv sind wie körperliche Schmerzen, erfordern besondere Aufmerksamkeit von den Betreuern. Wenn sich Patienten dem Tod nähern, durchlaufen sie komplexe, tiefgehende und manchmal schwer auszudrückende Emotionen. Es handelt sich um einen Lebensabschnitt, der mit existenziellen Fragen, Ängsten vor dem Unbekannten und der Trennung von den Angehörigen, aber auch mit einer Infragestellung des Lebenssinns konfrontiert. Damit diese Zeit mit größtmöglicher Gelassenheit durchlebt werden kann, müssen diese psychologischen Bedürfnisse voll und ganz berücksichtigt werden.

Die **Angst vor dem Tod** ist wohl eines der universellsten Gefühle am Lebensende. Auch wenn jeder Mensch anders mit dem Tod umgeht, empfinden viele Patienten beim Gedanken an das bevorstehende Ende eine tiefe Angst. Diese Angst kann durch mehrere Faktoren ausgelöst werden: das Unbekannte des Danach, die Angst vor dem Leiden, das dem Tod vorausgehen könnte, oder die Furcht davor, seine Angehörigen zurückzulassen. Manche Patienten fürchten auch den Verlust der Kontrolle über den eigenen Körper, den Verlust der Selbstständigkeit oder die Verschlechterung des Selbstbildes. Angesichts dieser Ängste besteht die Rolle des Pflegepersonals und insbesondere der Pflegekräfte darin, einen Raum zu bieten, in dem diese Angst ausgedrückt, geteilt und, soweit möglich, beruhigt werden kann.

Bei der Begleitung der Angst vor dem Tod geht es nicht darum, diese Angst zu leugnen oder zu verharmlosen, sondern sie mit Einfühlungsvermögen und Zuhören anzunehmen. Es ist von entscheidender Bedeutung, dass sich die Patienten frei fühlen, über den Tod, ihre Angst oder ihre Zweifel zu sprechen, ohne mit vorgefertigten Antworten oder tröstlichen, aber bedeutungslosen Sätzen konfrontiert zu werden. Jeder Patient sollte seine eigenen

Ängste äußern können und in der Beziehung zum Behandlungsteam eine Form der Unterstützung finden, die ihm hilft, das Ende besser zu begreifen. Für manche kann dies durch philosophische, religiöse oder spirituelle Gespräche geschehen, die ihnen helfen, ihrer Situation einen Sinn zu geben. Für andere wird es einfach wichtig sein, sich in der Stille durch die wohlwollende Anwesenheit des Pflegers oder eines Angehörigen begleitet zu fühlen.

Die **Angst vor dem Unbekannten** steht auch im Mittelpunkt der Ängste von Patienten am Lebensende. Was passiert nach dem Tod? Wird das Leiden länger andauern? Wird der Tod selbst ein schmerzhafter Prozess sein? All dies sind Fragen, die einen Patienten quälen können und auf die es manchmal schwierig ist, eine Antwort zu finden. In diesem Zusammenhang sollten die Betreuer nicht versuchen, endgültige Antworten zu geben, sondern den Patienten auf seinem persönlichen Weg angesichts des Unbekannten zu begleiten. Die spirituelle Begleitung kann in dieser Phase eine grundlegende Rolle spielen, indem sie dem Patienten hilft, sich mit seinen Überzeugungen, Werten oder Traditionen zu verbinden, um so eine gewisse Beruhigung im Angesicht des Todes zu finden.

Neben der Angst vor dem Tod leiden viele Patienten in der Palliativmedizin unter **allgemeiner Angst**. Diese Angst kann mit verschiedenen Faktoren zusammenhängen: Ungewissheit über die Zukunft, Angst vor dem allmählichen Verlust der Selbstständigkeit oder Schwierigkeiten, die durch die Krankheit bedingten körperlichen und psychologischen Veränderungen zu akzeptieren. Patienten können sich überfordert fühlen, wenn sie mit einem Körper konfrontiert werden, der ihnen nicht mehr gehorcht, mit anhaltenden Schmerzen oder der Vorstellung, bestimmte alltägliche Aufgaben nicht mehr erledigen zu können. Zu dieser Angst kommt häufig noch ein Gefühl der Hilflosigkeit hinzu, mit dem die Patienten möglicherweise nur schwer umgehen können.

Pflegekräfte, insbesondere Pflegehilfskräfte, spielen hier eine wesentliche Rolle. Indem sie regelmäßig und beruhigend anwesend sind, schaffen sie ein Klima des Vertrauens und der Gelassenheit. Durch ihre ständige Präsenz fühlt sich der Patient nicht nur in seinen körperlichen Bedürfnissen, sondern auch in seinen Ängsten unterstützt. Durch Zuhören und Einfühlungsvermögen bieten sie dem Patienten einen Raum, in dem er seine Angst ausdrücken kann, in dem er sich über seine Befürchtungen auslassen kann, ohne verurteilt zu werden oder zu befürchten, dass er den Menschen in seiner Umgebung zur Last fällt. Dieses aktive Zuhören hilft, die Angst zu verringern, indem es dem Patienten ermöglicht, sich gehört und verstanden zu fühlen.

Darüber hinaus können **Entspannungs-** und Stressbewältigungstechniken für Patienten, die unter Angstzuständen am Lebensende leiden, sehr hilfreich sein. Tiefe Atmung, Meditation, Musiktherapie oder auch therapeutische Berührungen sind allesamt nicht-medikamentöse Ansätze, die Linderung verschaffen können. Diese Techniken ermöglichen es dem Patienten, sich auf den gegenwärtigen Moment zu konzentrieren, körperliche und emotionale Spannungen zu lösen und trotz der Ungewissheit der Situation eine gewisse Beruhigung zu finden. Die Rolle der Pflegekräfte besteht auch darin, diese ergänzenden Ansätze anzubieten und dabei die Wünsche und Grenzen des Patienten zu respektieren.

Angstzustände werden oft durch die **Angst vor Schmerzen** verstärkt. Viele Patienten fürchten nicht nur den Tod, sondern auch die Schmerzen, die damit einhergehen könnten. In diesen Fällen ist es entscheidend, den Patienten daran zu erinnern, dass in der Palliativmedizin alles getan wird, um Schmerzen zu lindern, und dass das Pflegepersonal ihn nicht unnötig leiden lassen wird. Diese Information kann in Verbindung mit einer aktiven Schmerzbehandlung die Angst des Patienten erheblich reduzieren und ihn in die Lage versetzen, dem Lebensende gelassener entgegenzusehen.

Schließlich darf man nicht vergessen, dass auch die **Beziehungen zu den Angehörigen** für den Patienten eine Quelle der Angst sein können. Die Angst, seine Angehörigen zu verlassen, sie im Schmerz zurückzulassen oder ihnen zur Last zu fallen, ist ein häufig geäußertes Gefühl am Lebensende. Auch hier kann das Pflegepersonal eine vermittelnde Rolle spielen, indem es den Austausch zwischen dem Patienten und seinen Angehörigen erleichtert, Momente des Dialogs schafft und dem Patienten die Möglichkeit gibt, sich zu vergewissern, dass seine Angehörigen nach seinem Abschied gut betreut werden.

- Spirituelle Begleitung: Antworten auf existenzielle Fragen.

Die **spirituelle Begleitung** in der Palliativmedizin ist von besonderer Bedeutung, da sie den Patienten hilft, sich mit den **existenziellen Fragen auseinanderzusetzen**, die am Ende des Lebens häufig auftauchen. Während der Körper schwächer wird und die Krankheit fortschreitet, verspüren viele Patienten das Bedürfnis, über tiefgehende Fragen nachzudenken: über den Sinn ihrer Existenz, die Natur des Todes und manchmal auch darüber, was danach kommen könnte. Dieser mit Zweifeln, Unsicherheiten und Infragestellungen behaftete Lebensabschnitt erfordert eine Unterstützung, die über den medizinischen Rahmen hinausgeht und das Wesen des Menschen, seinen Glauben, seine Werte und seine Hoffnungen berührt. Die spirituelle Begleitung ist dazu da, diesen Raum zum Nachdenken zu bieten, einen Raum, in dem jeder Patient in seinem eigenen Tempo diese Fragen mit der wohlwollenden Unterstützung einer Fachkraft, eines Seelsorgers oder einer Vertrauensperson angehen kann.

Existenzielle Fragen können verschiedene Formen annehmen. Für manche betreffen sie den Sinn des Lebens: "Habe ich ein sinnvolles Leben gelebt?" "Was habe ich erreicht?", "Habe ich das Richtige getan?". Andere fragen sich vielleicht, wie sie mit dem Tod umgehen sollen: "Was wird mit mir geschehen?" " Wird es schmerzhaft sein? " "Wohin soll ich danach gehen? Diese Fragen sind universell und legitim, aber sie werden oft drängender, je näher das Ende rückt. Angesichts dieser Sorgen ist es von entscheidender Bedeutung, dass sich der Patient in seinen Überlegungen nicht allein gelassen fühlt und einen Gesprächspartner findet, der seine Fragen ohne Verurteilung und mit tiefem Einfühlungsvermögen beantworten kann.

Die Rolle der Pflegenden in der spirituellen Begleitung besteht nicht darin, fertige Antworten auf diese existenziellen Fragen zu geben, sondern vielmehr darin, ein **aktives** und respektvolles **Zuhören** anzubieten. Jeder Patient hat seine eigene Geschichte, seinen Glauben und seine Erfahrungen, und es ist von grundlegender Bedeutung, dass die spirituelle Begleitung diese Vielfalt respektiert. Manche Patienten finden Trost in ihrem religiösen Glauben und versuchen, diese spirituelle Verbindung durch Gebet, Meditation oder spezielle Rituale zu vertiefen. Andere, die weniger praktizieren oder keine religiösen Überzeugungen haben, können dennoch das Bedürfnis verspüren, Fragen über die Natur des Lebens, den Umgang mit dem Tod oder die Werte, die sie hinterlassen, zu erforschen. Die spirituelle Begleitung muss sich an jeden dieser Wege anpassen und eine individuelle Unterstützung bieten, die den Bedürfnissen und Wünschen des Patienten entspricht.

In der Palliativmedizin ist es nicht ungewöhnlich, dass der Patient eine **Angst vor dem Unbekannten** empfindet. Was passiert nach dem Tod? Gibt es etwas danach? Dies sind Fragen, die tief in der menschlichen Natur verwurzelt sind und auf die jeder Mensch je nach seinem Glauben anders reagiert. Die spirituelle Begleitung ermöglicht es, diese Fragen in einem sicheren und beruhigenden Rahmen zu erforschen. Für Menschen mit starken religiösen Überzeugungen kann die spirituelle Begleitung darin bestehen, die Verbindung zu ihrem Glauben zu stärken, die Seele auf diesen Übergang vorzubereiten und Frieden in der Vorstellung von einem Leben nach dem Tod zu finden. Für andere kann die Spiritualität eher philosophisch oder introspektiv sein und auf die Suche nach dem Sinn dessen gerichtet sein, was sie im Laufe ihres Lebens erreicht haben. In jedem Fall geht es darum, dem Patienten zu ermöglichen, eine Beruhigung angesichts der Ungewissheit zu finden, ihm zu helfen, sich mit der Idee des Endes zu versöhnen und diese Phase mit Gelassenheit zu akzeptieren.

Die spirituelle Begleitung ist auch ein Moment, um **über den Begriff der Vergebung nachzudenken**, ein Bedürfnis, das viele Patienten am Ende ihres Lebens äußern. Im Angesicht des Todes empfinden manche Menschen den Drang, zu vergeben oder für vergangene Fehler vergeben zu bekommen. Dabei kann es darum gehen, sich mit Angehörigen zu versöhnen, ungelöste Konflikte auszutragen oder einfach Frieden mit sich selbst zu schließen. Das Pflegepersonal kann durch spirituelle Begleitung dazu beitragen, diese Versöhnungen zu erleichtern, indem es den Dialog zwischen dem Patienten und seinen Angehörigen fördert oder ihm hilft, diese Bedürfnisse in einem beruhigten Rahmen zu äußern. Vergebung, ob sie sich nun an andere oder an sich selbst richtet, ist oft ein entscheidender Schritt, um inneren Frieden zu erreichen.

Eine weitere wichtige Dimension der spirituellen Begleitung am Lebensende ist das **Bedürfnis, eine Spur zu hinterlassen**. Viele Patienten verspüren angesichts der Aussicht auf den Tod den Wunsch, etwas an ihre Angehörigen weiterzugeben, sei es eine Botschaft, ein Wert oder ein spirituelles Erbe. Dieses Bedürfnis kann durch Gespräche mit den Angehörigen, das Schreiben eines Briefes oder Tagebuchs oder auch durch Rituale, die diesen Übergang symbolisieren, zum Ausdruck kommen. Die spirituelle Begleitung ermöglicht es dem Patienten, darüber nachzudenken, was er weitergeben möchte, was ihm am meisten bedeutet, und einen Abdruck dessen zu hinterlassen, was er war und was andere von ihm behalten sollen.

Die spirituelle Begleitung beschränkt sich nicht auf den Patienten allein; sie kann auch die **Familie** und die Angehörigen einschließen. Das Lebensende ist für die Menschen, die den Patienten umgeben, eine große Herausforderung, und auch sie können das Bedürfnis verspüren, spirituelle Fragen zu erforschen, einen Sinn im drohenden Verlust zu finden oder sich auf die Trauer vorzubereiten. In diesem Sinne wird die spirituelle Begleitung zu einer gemeinsamen Zeit, in der sich die Angehörigen um den Patienten versammeln können, um gemeinsam diese existenziellen Fragen zu erörtern. Dies stärkt die Familienbande und bietet eine Form des kollektiven Trostes, bei dem jeder, unter Wahrung seines Glaubens, eine Beruhigung angesichts der Situation findet.

Schließlich zwingt die spirituelle Begleitung in der Palliativmedizin niemals eine einzige Vision von Spiritualität auf. Es handelt sich um einen zutiefst respektvollen Ansatz, der die Pluralität von Glaubensrichtungen und spirituellen Hintergründen anerkennt. Die Rolle des Pflegepersonals besteht darin, neutrale Unterstützung zu bieten, indem es dem Patienten erlaubt, seine eigenen Überzeugungen ohne Einfluss von außen zu erforschen. Spiritualität am Lebensende ist nicht notwendigerweise an eine Religion gebunden; sie kann eine Reflexion über den Sinn des Lebens, über menschliche Beziehungen oder über die Harmonie mit der Natur oder dem Universum sein. Unabhängig von der Form, die diese spirituelle Suche annimmt, besteht das Ziel darin, dem Patienten zu ermöglichen, ein Gefühl des inneren Friedens zu finden, eine Beruhigung, die ihm hilft, das Lebensende in Würde und Gelassenheit zu akzeptieren.

Kapitel 3

Die tägliche Praxis des Pflegehelfers

- **Pflegeroutine: eine tägliche Verpflichtung**
  ◦ Planung der Grundpflege: Toilette, Ernährung, Komfort.

Die **Planung der** palliativmedizinischen **Grundversorgung**, insbesondere in Bezug auf Körperpflege, Ernährung und Komfort, ist ein grundlegendes Element der Begleitung von Patienten am Lebensende. Diese Pflege, die einfach erscheinen mag, erfordert in Wirklichkeit sorgfältige Aufmerksamkeit, eine durchdachte Organisation und einen persönlichen Ansatz. Ziel ist es, dem Patienten eine optimale Lebensqualität zu gewährleisten, indem man für sein körperliches Wohlbefinden sorgt und gleichzeitig seine Bedürfnisse, Vorlieben und seine Würde respektiert. Jede Geste, jede Pflege muss von Feingefühl geprägt sein, da sie intime Aspekte des Lebens des Patienten berühren, die einen tiefgreifenden Einfluss auf sein Wohlbefinden und sein Gefühl der Achtung haben können.

Die Körperpflege, eine der wesentlichsten Grundpflegemaßnahmen, ist weit mehr als nur ein Akt der Hygiene. In der Palliativmedizin zielt die tägliche oder teilweise Körperpflege nicht nur darauf ab, den Patienten sauber zu halten, sondern auch darauf, ihm einen Moment des Wohlbefindens, der Frische und des Komforts zu schenken. Je nach Zustand des Patienten kann die Körperpflege im Bett, in einem Sessel oder im Badezimmer erfolgen, sofern der körperliche Zustand des Patienten dies noch zulässt. Bei der Planung dieser Pflege müssen der Grad der Mobilität des Patienten, seine Schmerzen und seine Fähigkeit, sich auch nur teilweise an dem Prozess zu beteiligen, berücksichtigt werden. Es ist sehr wichtig, dass sich die Pflegekraft die Zeit nimmt, mit dem Patienten zu sprechen, um seine Vorlieben zu verstehen - z. B. ob er die Körperpflege am Morgen oder am Nachmittag bevorzugt, ob er Vorlieben für bestimmte Produkte oder besondere Handgriffe hat. Diese Details mögen zwar nebensächlich erscheinen, sind aber entscheidend dafür, dass sich der Patient respektiert fühlt und das Gefühl der Kontrolle über seinen Körper und seinen Alltag aufrechterhält.

Während der Körperpflege achtet die Pflegekraft nicht nur auf die Körperhygiene, sondern auch auf die Vermeidung möglicher Komplikationen, die durch Immobilität entstehen können, wie z. B. **Druckgeschwüre**. Die Haut von Patienten am Lebensende ist oft empfindlich und anfälliger für Infektionen oder Irritationen. Die Verwendung geeigneter Produkte und sanfte Handgriffe sind daher von entscheidender Bedeutung, um zusätzliche Beschwerden zu vermeiden. Die Körperpflege wird auch zu einem besonderen Moment, um den Allgemeinzustand des Patienten zu beobachten, gerötete Stellen, Druckstellen oder Unbehagen zu erkennen und dem medizinischen Team jede Anomalie zu melden. Es handelt sich um eine Pflege, die sowohl Fachkenntnis als auch Menschlichkeit erfordert, denn sie sorgt für das körperliche Wohlbefinden und stärkt gleichzeitig das Vertrauensverhältnis zum Patienten.

Die **Ernährung** wird am Lebensende zwar häufig verändert, bleibt aber ein wesentlicher Aspekt der Grundversorgung. In der Palliativmedizin geht es jedoch nicht mehr darum, den Patienten zu ernähren, um sein Gewicht zu halten oder eine Heilung zu fördern, sondern vielmehr darum, seine Bedürfnisse und Gelüste zu befriedigen, je nach seinem Zustand. Mit fortschreitender Krankheit nimmt der Appetit des Patienten oft ab und es wird schwierig, herkömmliche Mahlzeiten zu essen. Die Planung der Mahlzeiten muss daher an die Fähigkeit des Patienten zur Nahrungsaufnahme, seine Toleranz gegenüber Nahrungsmitteln und seine Vorlieben angepasst werden. Manchmal reichen schon kleine Portionen leicht zu schluckender Lebensmittel wie Pürees, Brühen oder Kompotte aus, um ein gewisses Geschmackserlebnis zu bieten, ohne den Patienten unnötig zu belasten. Es ist entscheidend, dass diese Mahlzeiten unter Berücksichtigung der Vorlieben des Patienten zubereitet werden, auch wenn seine Ernährungsbedürfnisse nicht mehr oberste Priorität haben. Am Lebensende geht es mehr um Komfort und Genuss als um strenge Diäten.

Bei Patienten am Lebensende fällt das **Schlucken** manchmal schwer, und es ist wichtig, die Ernährung anzupassen, um das

Risiko eines falschen Weges oder Erstickens zu vermeiden. Das Pflegepersonal muss daher darin geschult sein, die Kau- und Schluckfähigkeiten des Patienten zu beurteilen und geeignete Texturen anzubieten: angedickte Flüssigkeiten, gemischte Nahrung oder gegebenenfalls sogar Sondennahrung. Doch auch in diesen Momenten ist es wichtig, die Vorlieben des Patienten zu respektieren. Die Ernährung sollte niemals aufgezwungen werden, sondern als Möglichkeit angeboten werden, eine Verbindung zur Freude am Essen aufrechtzuerhalten und Speisen zu genießen, die der Patient noch schätzt.

Komfort schließlich ist ein zentraler Pfeiler der Palliativmedizin. Die Planung der Grundversorgung bedeutet, dafür zu sorgen, dass sich der Patient sowohl körperlich als auch emotional wohl fühlt. Komfort umfasst viele Aspekte, von der Körperhaltung über die Schmerzbehandlung bis hin zur Atmosphäre im Zimmer. Ein bettlägeriger Patient kann schnell unter Schmerzen leiden, die mit der Immobilität zusammenhängen: Muskelverspannungen, Druckgeschwüre, Erstickungsgefühle. Um dies zu vermeiden, ist es entscheidend, den Patienten regelmäßig neu zu positionieren, auf die richtige Verteilung der Druckpunkte zu achten und geeignete Hilfsmittel wie Antidekubitusmatratzen oder ergonomische Kissen zu verwenden.

Komfort beschränkt sich nicht auf die physische Dimension. Es geht auch darum, eine beruhigende **Umgebung** zu schaffen, in der man sich wohlfühlt. Dazu können kleine Dinge gehören, wie die Helligkeit des Raumes anzupassen, für eine angenehme Temperatur zu sorgen oder sanfte Musik oder angenehme Düfte abzuspielen. Auch die Beachtung des Rhythmus des Patienten ist von grundlegender Bedeutung: Geben Sie ihm die Möglichkeit, sich auszuruhen, wenn er das Bedürfnis danach verspürt, ohne strenge Zeitvorgaben für die Pflege oder die Mahlzeiten zu machen. Diese Anpassungen ermöglichen es dem Patienten, sich trotz des fortschreitenden Verlusts seiner Selbstständigkeit kontrolliert zu fühlen.

Aus dieser Perspektive ist die **Kommunikation mit dem Patienten** von entscheidender Bedeutung. Die Planung der Grundpflege kann nur dann effektiv sein, wenn sie auf die Bedürfnisse und Wünsche des Patienten abgestimmt ist. Das bedeutet, mit ihm über seine Vorlieben und Beschwerden zu sprechen und die Pflege entsprechend anzupassen. Manche Patienten bevorzugen beispielsweise eine schnelle, aber tägliche Körperpflege, während andere eine längere und gründlichere, aber seltenere Körperpflege schätzen. Manche möchten beim Essen oder bei der Körperpflege eine gewisse Autonomie behalten, andere wiederum benötigen volle Unterstützung. In der Palliativmedizin steht der Patient im Mittelpunkt der Entscheidung, und wenn seine Entscheidungen respektiert werden, erhält die Grundversorgung ihren Sinn.

c Umgang mit Schmerzen und Symptomen in Zusammenarbeit mit dem medizinischen Team.

Das **Schmerz- und Symptommanagement** in der Palliativmedizin ist eine komplexe und kollaborative Aufgabe, die eine enge Abstimmung zwischen der Pflegekraft und dem medizinischen Team erfordert. Ziel dieses Managements ist es, dem Patienten ein optimales Wohlbefinden zu gewährleisten und dabei seine individuellen Bedürfnisse, Vorlieben und seinen körperlichen Zustand zu berücksichtigen. In diesem Stadium der Krankheit, in dem eine Heilung nicht mehr möglich ist, steht die Linderung des Leidens im Vordergrund. Jede Gesundheitsfachkraft spielt bei dieser Aufgabe eine spezifische Rolle, doch häufig ist es die Pflegekraft, die aufgrund ihrer täglichen Nähe zum Patienten die ersten Anzeichen von Unbehagen erkennt und die Kommunikation mit dem medizinischen Team einleitet.

Die **Rolle der Pflegekraft** bei dieser Bewältigung ist von entscheidender Bedeutung. Durch seine tägliche Präsenz ist der Pflegehelfer oft der erste, der subtile Veränderungen im Zustand des Patienten beobachtet: eine schmerzverzerrte Grimasse, eine schwierige Bewegung, eine stoßweise Atmung oder Anzeichen psychischer Not. Er sollte nicht nur auf die direkten Beschwerden des Patienten achten, sondern auch auf seine nonverbalen Verhaltensweisen, die auf ein Leiden hinweisen können, das der Patient nicht ausdrücken kann. Beispielsweise könnte ein Patient mit Demenz oder fortgeschrittener Sterblichkeit nicht mehr in der Lage sein, zu sagen, wo es ihm weh tut, oder um Hilfe zu bitten, aber der Pfleger kann durch seine aufmerksame Beobachtung Anzeichen wie Stöhnen, Unruhe oder Bewegungsunlust erkennen.

Sobald diese Symptome erkannt werden, ist die **Kommunikation mit dem medizinischen Team** von entscheidender Bedeutung. Die Pflegekraft übernimmt eine Vermittlerrolle zwischen dem Patienten und dem Rest des Teams, indem sie ihre Beobachtungen an das Pflegepersonal und die Ärzte weitergibt. Diese Informationsweitergabe muss präzise und detailliert sein: die Intensität des Schmerzes, seine Lokalisation, seine Häufigkeit, aber auch Faktoren, die ihn zu verschlimmern oder zu lindern scheinen. Beispielsweise könnte ein Patient, der über Brustschmerzen klagt, von einer Neupositionierung profitieren, während ein anderer, der unter Bauchschmerzen leidet, möglicherweise eine Anpassung seiner medikamentösen Behandlung benötigt. Diese Art von Informationen ermöglicht es dem medizinischen Team, fundierte Entscheidungen zu treffen und die Pflege entsprechend anzupassen.

Eine der häufigsten Strategien zur Bewältigung von Schmerzen in der Palliativmedizin ist der **Einsatz von Analgetika**, die häufig auf Opioiden wie Morphin basieren. Die Verwaltung dieser Behandlungen erfordert jedoch eine genaue Überwachung, da die Dosis je nach Verträglichkeit des Patienten und den Nebenwirkungen wie Schläfrigkeit oder Verstopfung angepasst werden muss. Die Pflegekraft, die in direkter Verbindung mit dem Patienten steht, spielt eine grundlegende Rolle bei der Beurteilung der Wirksamkeit der Behandlung und bei der Anpassung der Dosis. Wenn ein Patient äußert, dass die Schmerzen trotz der Einnahme von Analgetika anhalten, oder wenn die Nebenwirkungen zu behindernd werden, muss die Pflegekraft das medizinische Team alarmieren, damit eine Neubewertung der Behandlung stattfindet. Die enge Zusammenarbeit mit dem Pflegepersonal und den Ärzten ermöglicht es, schnell zu reagieren und Alternativen vorzuschlagen, z. B. die Zugabe von Entzündungshemmern, Muskelrelaxantien oder nicht-medikamentösen Behandlungsmethoden.

Der **Umgang mit nicht schmerzhaften Symptomen** ist in der Palliativmedizin ebenso wichtig. Neben Schmerzen können Patienten auch unter anderen unangenehmen Symptomen wie Übelkeit, Dyspnoe (Atembeschwerden), Verstopfung oder extremer Müdigkeit leiden. Auch hier steht die Pflegekraft an vorderster Front, um diese Symptome zu beobachten und dem medizinischen Team zu melden. Ein Patient mit anhaltender Übelkeit könnte beispielsweise von der Verschreibung von Antiemetika oder einer Ernährungsumstellung profitieren. Ein Patient, der Atembeschwerden hat, benötigt möglicherweise eine Sauerstofftherapie oder eine Anpassung seiner Position, um das Atmen zu erleichtern. In all diesen Fällen trägt die Pflegekraft zur kontinuierlichen Beurteilung des Zustands des Patienten und zur Anpassung der Pflege an die sich ändernden Bedürfnisse des Patienten bei.

Die Linderung von Atemnot, einem häufigen Symptom bei Patienten am Lebensende, ist ein Bereich, in dem die Zusammenarbeit zwischen Pflegekräften und dem medizinischen Team besonders entscheidend ist. Ein Patient mit Atemnot kann schnell in Panik geraten, und dieses Gefühl des Erstickens erfordert ein sofortiges Eingreifen. Wenn der Pfleger die ersten Anzeichen einer Atemnot erkennt, kann er das Team alarmieren, damit eine Anpassung vorgenommen werden kann, sei es die Verabreichung von Sauerstoff oder die Verschreibung eines Anxiolytikums, um die Angst zu verringern, die häufig mit dieser Notlage einhergeht. Auch einfache Maßnahmen, wie dem Patienten zu helfen, sich aufzurichten oder eine Position einzunehmen, die das Atmen erleichtert, können unmittelbare Erleichterung bringen. Hier liegt die Expertise der Pflegekräfte nicht nur im Umgang mit den Symptomen selbst, sondern auch in ihrer Fähigkeit, den Patienten zu beruhigen und ihm eine beruhigende Präsenz zu bieten, die ihm hilft, seine Ruhe wiederzufinden.

Ebenso wichtig ist der psychologische Aspekt der Symptombehandlung. Schmerzen und körperliche Symptome werden oft durch **emotionale** oder psychologische **Not** verschärft, und ein ganzheitlicher Ansatz ist von entscheidender Bedeutung, um das Leiden des Patienten zu lindern. Der Pfleger ist aufgrund seiner Nähe oft die Person, der sich der Patient zuerst über seine Ängste, Befürchtungen oder Verzweiflung anvertraut. Indem er diese Informationen an das medizinische Team weiterleitet, trägt er zur psychologischen Betreuung des Patienten bei, sei es durch medikamentöse Behandlungen (wie Anxiolytika oder Antidepressiva) oder durch direktere psychologische Unterstützung wie Gespräche mit einem Psychologen oder spirituelle Begleitung.

Es ist auch wichtig zu betonen, dass die **Behandlung von Schmerzen und Symptomen** in der Palliativmedizin auf einem **multidisziplinären Ansatz** beruht. Der Pfleger, die Krankenschwester, der Arzt, der Psychologe, der Physiotherapeut und sogar der Seelsorger arbeiten alle zusammen, um dem Patienten eine umfassende Betreuung zu bieten. Jede Fachkraft bringt ihr Fachwissen ein, aber es ist die Pflegekraft, die durch ihre zentrale Rolle und ihre ständige Präsenz diese Maßnahmen koordiniert und dafür sorgt, dass der Patient eine kohärente und abgestimmte Pflege erhält. Wenn die Pflegekraft beispielsweise beobachtet, dass ein Patient durch seine Schmerzmittel zu stark sediert wird, kann sie das Team alarmieren, um die Dosis anzupassen oder zusätzliche Therapien wie Musiktherapie oder Entspannungstraining vorzuschlagen, die ohne unerwünschte Nebenwirkungen zur Linderung beitragen können.

- **Beziehung zum Patienten**
  - Zuhören können und das Nichtgesagte verstehen

Zuhören können und das Ungesagte verstehen sind wichtige Fähigkeiten in der Palliativmedizin, wo die Kommunikation weit über Worte hinausgeht. Patienten am Lebensende durchleben oft Momente großer Verletzlichkeit, und es ist nicht immer einfach, ihre Gefühle auszudrücken. Manchmal haben sie nicht die Kraft oder die Worte, um über ihre Ängste, ihr Leid oder ihre Bedürfnisse zu sprechen. In anderen Fällen ziehen sie es vor, ihre Erlebnisse nicht zu verbalisieren - aus Scham, aus Angst, ihre Angehörigen zu belasten, oder weil manche Gefühle zu schwer zu formulieren sind. Hier kommt der Fähigkeit, aktiv zuzuhören und das Schweigen zu verstehen, eine besondere Bedeutung zu. Die Pflegekraft muss durch ihre Nähe und ihre tägliche Präsenz lernen, diese nonverbalen Signale wahrzunehmen, Gesten, Mimik und Verhaltensweisen zu entschlüsseln, die manchmal mehr verraten als die Worte selbst.

Aktives Zuhören bedeutet volle und wohlwollende Aufmerksamkeit. Es geht nicht nur darum, zu hören, was der Patient sagt, sondern besonders darauf zu achten, was er durch seinen Tonfall, sein Schweigen, sein Zögern oder sogar seine Gesten ausdrückt. Ein Patient kann sagen, dass es ihm gut geht, aber sein Körper, sein Blick oder seine Körperhaltung können auf das Gegenteil hindeuten. Ein leichtes Stöhnen beim Bewegen, ein verkrampftes Gesicht oder die Verweigerung der Nahrungsaufnahme können z. B. subtile Anzeichen dafür sein, dass etwas nicht stimmt, auch wenn der Patient behauptet, er habe keine Schmerzen. Wenn man auf solche Details achtet, kann man rechtzeitig eingreifen, um Leiden zu lindern oder ein Bedürfnis zu stillen, das der Patient nicht äußern konnte oder wollte.

Um das Ungesagte zu verstehen, muss man ein hohes Maß an Sensibilität gegenüber dem Patienten, aber auch gegenüber seiner Umgebung entwickeln. Am Lebensende kann die Kommunikation von vielen Faktoren beeinflusst werden: Müdigkeit, Schmerzen, Angst oder Todesangst. Manche Patienten vermeiden es beispielsweise, über ihre Schmerzen zu sprechen, weil sie befürchten, zu stören oder schwach zu wirken. Andere, vor allem diejenigen, die sich dem Endstadium nähern, beginnen vielleicht, sich von der Außenwelt zurückzuziehen und ziehen das Schweigen dem Sprechen vor. In solchen Situationen muss der Pfleger lernen, die Zeichen zu erkennen, die auf unausgesprochenes Leiden hindeuten. Wenn ein Patient beispielsweise immer mehr in sich gekehrt ist, den Blickkontakt vermeidet oder nur in kurzen Sätzen antwortet, kann dies auf eine Form von Unbehagen oder Sorge hindeuten, die er nicht klar zum Ausdruck bringt.

Die **Sprache des Schweigens** ist oft eine der am schwierigsten zu interpretierenden, aber auch eine der aufschlussreichsten. Patienten am Lebensende, die mit tiefen und komplexen Gefühlen konfrontiert sind, entscheiden sich manchmal dafür, nicht über den Tod oder ihre Ängste zu sprechen, was jedoch nicht bedeutet, dass sie diese nicht intensiv empfinden. Längeres Schweigen kann manchmal Ausdruck einer intensiven inneren Reflexion oder der Angst vor dem Unbekannten sein. Es ist Aufgabe der Pflegekraft, diese Stille zu respektieren, ohne zu versuchen, sie sofort mit Worten zu füllen. Manchmal genügt es, einfach nur schweigend neben dem Patienten zu stehen, um ihm zu zeigen, dass er in diesem Moment nicht allein ist. Die **stille Anwesenheit** ist keineswegs eine Abwesenheit von Kommunikation, sondern eine besonders wertvolle Form des Zuhörens, da sie dem Patienten das Gefühl vermittelt, dass er begleitet wird, selbst wenn er nicht mehr sprechen möchte oder kann.

Dem Unausgesprochenen zuzuhören bedeutet auch, **emotionale Bedürfnisse** wahrzunehmen, die nicht immer formuliert werden. Ein Patient kann z. B. nie explizit sagen, dass er Angst vor dem Sterben hat, aber seine Unruhe, sein flüchtiger Blick oder seine Stimmungsschwankungen können Hinweise darauf sein. Der Pfleger ist aufgrund seiner Nähe oft derjenige, der diese Angstsignale wahrnimmt. Er kann dann indirekt auf diese Bedürfnisse eingehen, indem er eine beruhigende Präsenz anbietet, offene Fragen stellt, die den Patienten auffordern zu sprechen, wenn er es wünscht, oder einfach auf seine Gesten und

Verhaltensweisen achtet. Es ist entscheidend, einen Raum der Sicherheit zu schaffen, in dem sich der Patient frei fühlt, sich zu äußern oder zu schweigen, je nachdem, was ihm angemessener erscheint.

Das Unausgesprochene zu verstehen, beschränkt sich nicht auf die körperlichen oder emotionalen Signale des Patienten; es umfasst auch die **Beziehung zu den Angehörigen**. Manchmal zögern die Angehörigen, bestimmte heikle Themen mit dem Patienten anzusprechen, z. B. die Schwere seines Zustands oder den bevorstehenden Tod. Dieses Schweigen kann durch den Wunsch motiviert sein, den Patienten zu schützen, es kann aber auch die Isolation des Patienten verstärken. Da der Pfleger ein aufmerksamer Beobachter der Interaktionen zwischen dem Patienten und seinen Angehörigen ist, kann er diese unausgesprochenen Spannungen oft wahrnehmen. Er kann dann eine Vermittlerrolle einnehmen, indem er Gespräche erleichtert oder den Angehörigen psychologische Unterstützung anbietet, wobei er das Tempo des Patienten und seiner Familie respektiert. Manchmal genügt ein Blick, eine Geste oder eine einfache Frage, um dem Patienten zu helfen, sich wohl dabei zu fühlen, schwierige Themen anzusprechen.

Schließlich erfordert **aktives Zuhören und das Verstehen von Ungesagtem,** dass man die Entscheidungen des Patienten respektieren kann, auch wenn sie nicht klar zum Ausdruck gebracht werden. Manche Patienten entscheiden sich zum Beispiel dafür, nicht über ihren bevorstehenden Tod zu sprechen, sondern sich lieber auf leichtere oder alltägliche Themen zu konzentrieren. Andere können Bedürfnisse indirekt äußern, z. B. indem sie nach Angehörigen fragen oder bestimmte Aspekte ihres Alltags anders organisieren möchten. Die Pflegekraft muss in der Lage sein, diese Signale zu entschlüsseln und ihre Pflege auf das, was der Patient zeigt, abzustimmen, ohne unnötige Diskussionen oder Interventionen aufzudrängen.

- Den Patienten auf seinem emotionalen Weg begleiten.

Die Begleitung des Patienten auf seinem emotionalen Weg in der Palliativmedizin ist eine heikle und zutiefst menschliche Aufgabe, die aufmerksames Zuhören, ehrliches Einfühlungsvermögen und ständige Unterstützung erfordert. Am Lebensende werden Patienten oft mit einer Reihe komplexer und manchmal widersprüchlicher Emotionen konfrontiert: Angst, Traurigkeit, Beklemmung, aber manchmal auch Gelassenheit oder Akzeptanz. Diese Emotionen, die sich von einem Tag zum anderen oder sogar von einem Augenblick zum anderen ändern können, bilden eine innere Landschaft, durch die der Patient mit mehr oder weniger Schwierigkeiten hindurchgeht. Emotionale Begleitung bedeutet, präsent zu sein, an der Seite des Patienten auf diesem Weg zu gehen, ohne zu versuchen, die Richtung seiner Emotionen zu kontrollieren oder zu erzwingen, sondern sie vielmehr zu erkennen, anzunehmen und zu unterstützen.

Die **Angst vor dem Tod** steht oft im Mittelpunkt der emotionalen Reise von Patienten in der Palliativmedizin. Diese Angst, die viele Formen annehmen kann - Angst vor dem Unbekannten, vor Leiden, vor Verlassenwerden, vor Trennung - ist legitim und natürlich. Bei der emotionalen Begleitung geht es nicht darum, diese Angst sofort mit beruhigenden Worten zu lindern, sondern darum, einen sicheren Raum anzubieten, in dem der Patient sie in seinem eigenen Tempo ausdrücken kann, ohne sich verurteilt oder unter Druck gesetzt zu fühlen, eine Lösung zu finden. Indem die Pflegekraft präsent und aufmerksam ist, ermöglicht sie dem Patienten, über seine Ängste zu sprechen, wenn er dies wünscht, oder im Gegenteil sein Schweigen zu respektieren, wenn er diese Emotionen lieber für sich behalten möchte. Die bloße Anwesenheit einer Pflegekraft, die zuhört und in der Lage ist, diese Ängste zu erkennen, ohne sie zu verharmlosen, ist oft schon ein Trost an sich.

Traurigkeit ist ebenfalls ein Teil der emotionalen Entwicklung am Lebensende. Für viele Patienten ist diese Traurigkeit mit dem fortschreitenden Verlust ihrer Selbstständigkeit, der Entfernung von Aktivitäten, die sie genossen haben, oder der unvermeidlichen Trennung von ihren Angehörigen verbunden. Diese Traurigkeit zu begleiten bedeutet, dass man in der Lage ist, sie anzunehmen, ohne zu versuchen, sie verschwinden zu lassen. Es geht nicht darum, dem Patienten zu sagen, er solle "nicht traurig sein" oder sich "auf die positiven Aspekte konzentrieren", sondern vielmehr darum, ihm zuzuhören, die Legitimität dieser Emotion anzuerkennen und dem Patienten zu ermöglichen, sie voll auszuleben. Diese emotionale Unterstützung erfolgt oft durch einfache Gesten: die Hand des Patienten halten, schweigend an seiner Seite bleiben oder ihn ermutigen, über Erinnerungen und Momente in seinem Leben zu sprechen, die er vermisst. Indem der Pflegende diese Verfügbarkeit anbietet, hilft er dem Patienten, seiner Traurigkeit einen Sinn zu geben, sie zu teilen und manchmal eine Form von Trost in diesem Teilen zu finden.

Häufig erleben Patienten am Lebensende auch eine **emotionale Ambivalenz**, die zwischen Momenten tiefer Angst und Momenten der Akzeptanz oder Gelassenheit hin und her schwankt. Emotionale Begleitung bedeutet, diese Ambivalenz zu akzeptieren und sich ihr anzupassen, ohne den Patienten zu zwingen, sich für eine einzige Emotion zu entscheiden. An einem Tag kann der Patient Angst vor dem bevorstehenden Tod empfinden und am nächsten Tag eine Form friedlicher Akzeptanz zum Ausdruck bringen. Diese Schwankungen sind normal, und der Pfleger muss in der Lage sein, dem Patienten in dieser Bewegung zu folgen, indem er sowohl in den Momenten der Angst als auch in den Momenten der Ruhe anwesend ist. Die Rolle des emotionalen Begleiters besteht darin, konstante Unterstützung zu bieten, unabhängig von der momentan vorherrschender Emotion.

Ein weiterer wichtiger Aspekt dieses emotionalen Weges sind die **Schuldgefühle** oder das **Bedauern**, die manche Patienten am Lebensende empfinden. Sie denken vielleicht an vergangene Handlungen zurück, an Entscheidungen, die sie gerne anders getroffen hätten, oder an Beziehungen, die nicht in Einklang gebracht wurden. Diese Gefühle können sehr belastend sein, und die emotionale Begleitung besteht hier darin, dem Patienten zu helfen, diese Reue auszudrücken, sie zu erkennen und, wenn möglich, zu lindern. Manchmal geschieht dies durch Gespräche mit Angehörigen, in denen sie um Verzeihung bitten oder eine letzte Botschaft der Zuneigung anbieten. Der Pflegende kann eine Vermittlerrolle einnehmen, indem er diese Gespräche fördert oder einfach nur stiller Zeuge dieser Momente der Versöhnung ist. Ein anderes Mal kann dies eine introspektive Arbeit beinhalten, bei der der Patient versucht, mit sich selbst Frieden zu schließen. In jedem Fall geht es bei der emotionalen Begleitung darum, dem Patienten zu helfen, seine Unvollkommenheit zu akzeptieren und eine Form des inneren Friedens zu finden.

Neben diesen oft belastenden Emotionen ist es wichtig zu betonen, dass die emotionale Begleitung auch Momente der **Leichtigkeit** und **Freude** umfasst, selbst am Lebensende. Für manche Patienten kann es eine Möglichkeit sein, ihre Emotionen wieder ins Gleichgewicht zu bringen, wenn sie sich an schöne Momente erinnern, mit ihren Angehörigen lachen oder einfach einen Moment des Friedens oder der Schönheit genießen (wie das Betrachten eines Sonnenuntergangs oder das Hören beruhigender Musik). Der Pflegende sollte auf solche Momente achten und sie fördern, denn sie sind ein wichtiger Teil der emotionalen Reise des Patienten. Dem Patienten zu ermöglichen, weiterhin Momente der Freude zu erleben, so einfach sie auch sein mögen, ist eine ebenso wichtige Pflegehandlung wie die Schmerzbehandlung.

Die **emotionale Unterstützung** umfasst auch Hilfe bei der **spirituellen** oder existenziellen **Reflexion** für diejenigen, die das Bedürfnis danach verspüren. Viele Patienten am Lebensende haben das Bedürfnis, über den Sinn ihrer Existenz nachzudenken, darüber, was sie zurücklassen oder was sie nach dem Tod erwartet. Die emotionale Begleitung in solchen Momenten besteht darin, einen Raum anzubieten, in dem diese Fragen gestellt und erforscht werden können. Es geht nicht darum, Antworten zu geben, sondern vielmehr darum, dem Patienten zuzuhören, ihn zu ermutigen, seine Gedanken zu verbalisieren, und ihn bei dieser Reflexion zu begleiten. Dieser spirituelle Weg, sei er religiös oder philosophisch, ist oft ein wichtiger Schritt bei der Akzeptanz des Todes, und der Pfleger kann dem Patienten durch seine Anwesenheit helfen, angesichts dieser Fragen eine Form von Frieden zu finden.

- **Beziehung zur Familie**
  ◦ Kommunikation mit Angehörigen: Einfühlungsvermögen und Unterstützung

Die **Kommunikation mit den Angehörigen** in der Palliativmedizin ist ein wesentlicher Bestandteil der umfassenden Betreuung des Patienten. Am Lebensende sind nicht nur der Patient, sondern auch seine Angehörigen von Leiden und Ängsten betroffen, die oftmals intensive Momente der emotionalen Not durchleben. Der Pfleger spielt in dieser Beziehung zu Familie und Freunden des Patienten eine entscheidende Rolle, indem er sowohl **Einfühlungsvermögen** als auch **Unterstützung** bietet und gleichzeitig auf eine klare, ehrliche und respektvolle Kommunikation achtet. Diese Beziehung, die auf Wohlwollen und Zuhören beruht, ermöglicht es den Angehörigen, die Situation besser zu verstehen, ihre eigenen Emotionen zu bewältigen und den Patienten beruhigt zu begleiten.

Die erste Eigenschaft, die für eine erfolgreiche Kommunikation mit den Angehörigen erforderlich ist, ist **Empathie**. Wenn man über das Lebensende spricht, ist es von entscheidender Bedeutung, sich in die Lage der Angehörigen zu versetzen und ihre Ängste, Fragen und manchmal auch ihre Frustrationen zu verstehen. Jeder Mensch reagiert anders auf die Aussicht auf den Tod eines geliebten Menschen: Manche sind sehr präsent und engagiert, während andere vielleicht eher distanziert sind oder sich zurückziehen, oft aus Angst vor Schmerzen oder Hilflosigkeit. Die Pflegekraft muss auf diese unterschiedlichen Verhaltensweisen achten und ihre Kommunikation an die Sensibilität des Einzelnen anpassen. Durch Einfühlungsvermögen kann ein Klima des Vertrauens geschaffen werden, in dem sich die Angehörigen angehört, verstanden und unterstützt fühlen, ohne zu urteilen oder Druck auszuüben.

Aktives Zuhören ist eine der Grundlagen für dieses Einfühlungsvermögen. Angehörige haben oft das Bedürfnis, ihre Ängste, ihre Traurigkeit oder sogar ihre Wut über die Situation mitzuteilen. Manche suchen vielleicht nach medizinischen Erklärungen oder müssen ihre Zweifel an getroffenen Entscheidungen äußern. Der Pflegende muss, auch wenn er nicht immer die medizinische Hauptbezugsperson ist, in der Lage sein, diesen Sorgen aufmerksam und wohlwollend zuzuhören. Er muss diese Emotionen willkommen heißen, ohne sie zu verharmlosen, und sie gleichzeitig auf beruhigende Weise begleiten. Manchmal brauchen die Angehörigen einfach nur das Bedürfnis, sich anzuvertrauen, Fragen zu stellen oder einen Raum zu finden, in dem ihre eigenen Gefühle berücksichtigt werden können. Der Pflegende kann dann zu einem echten **emotionalen Unterstützer** werden, indem er eine beruhigende Präsenz bietet und den Angehörigen hilft, diese verletzliche Zeit zu überstehen.

Empathie zeigt sich auch in der Art und Weise, wie der Pfleger die Angehörigen bei schwierigen Entscheidungen begleitet. In der Palliativpflege können heikle Fragen auftauchen: Wann sollen bestimmte kurative Behandlungen abgebrochen werden? Wie soll man mit den letzten Momenten umgehen? Welche Wünsche hat der Patient bezüglich seines Lebensendes? Diese Entscheidungen können schwer auf den Schultern der Angehörigen lasten, vor allem wenn der Patient nicht mehr in der Lage ist, seinen Willen klar zu äußern. Die Pflegekraft muss in diesen Momenten viel Fingerspitzengefühl zeigen und dafür sorgen, dass sich die Angehörigen in ihren Entscheidungen unterstützt, informiert und niemals allein gelassen fühlen. Dies bedeutet oft, dass sie mit dem medizinischen Team zusammenarbeiten müssen, um sicherzustellen, dass die Angehörigen über alle Informationen verfügen, die sie für eine fundierte Entscheidung benötigen, und ihnen gleichzeitig Raum für Reflexion und moralische Unterstützung zu bieten.

Die **Unterstützung** der Angehörigen beschränkt sich nicht auf die physische Präsenz. Es geht auch darum, sie bei der Bewältigung ihrer eigenen Emotionen zu begleiten. Die Ankündigung einer Krankheit im Endstadium oder die rasche Verschlechterung des Zustands des Patienten kann für die Familien ein Schock sein, der sie mit einem Strudel widersprüchlicher Emotionen konfrontiert: Verlustangst, vorweggenommene Trauer, aber manchmal auch Erleichterung darüber, dass das Leiden des Patienten ein Ende hat. In diesen Momenten spielt der Pfleger eine Vermittlerrolle, indem er den Angehörigen ermöglicht, diese Gefühle ohne Scham oder Schuldgefühle auszudrücken. Diese emotionale Unterstützung ist von grundlegender Bedeutung, damit die Angehörigen selbst eine Form der Beruhigung finden und den Patienten mit mehr Gelassenheit begleiten können.

Transparenz und **Klarheit** in der Kommunikation sind ebenfalls von entscheidender Bedeutung. Angehörige haben oft das Bedürfnis, zu wissen, was vor sich geht, und über die Entwicklung des Zustands des Patienten und die Pflege, die er erhält, informiert zu werden. Eine offene, ehrliche und ihrem Verständnis entsprechende Kommunikation ist entscheidend, um ihre Sorgen zu zerstreuen und ihnen die Möglichkeit zu geben, sich sowohl emotional als auch logistisch auf das weitere Geschehen vorzubereiten. Die Pflegekraft muss sicherstellen, dass die Informationen auf verständliche Weise, ohne unnötigen medizinischen Jargon und dennoch realitätsnah vermittelt werden. Dadurch wird ein Klima des Vertrauens geschaffen, in dem sich die Angehörigen in ihrem Bedürfnis nach Wissen respektiert fühlen, auch wenn die Nachrichten schwer zu hören sind.

Neben Einfühlungsvermögen und klarer Kommunikation ist es wichtig, seine Vorgehensweise an die jeweilige Familie anzupassen. Jede Familiendynamik ist einzigartig, und jede Person reagiert anders auf Leid oder Verlust. Einige Angehörige können in einer Form der Verleugnung sein, andere in einer Form der gelassenen Akzeptanz. Der Pflegende muss in der Lage sein, diese emotionalen Signale zu lesen und seine Unterstützung entsprechend anzupassen. Das kann bedeuten, sich mehr Zeit für bestimmte Angehörige zu nehmen, formellere Gesprächsrunden zu organisieren oder im Gegenteil das Schweigen derjenigen zu respektieren, die es vorziehen, nicht zu sprechen. Die **Individualisierung der Unterstützung ist** entscheidend dafür, dass jeder Angehörige in der Pflegekraft einen Gesprächspartner findet, der seinen Bedürfnissen entspricht.

Zur **Unterstützung der Angehörigen** gehört auch die Antizipation der Trauer. Am Lebensende kann der Pflegende die Angehörigen auf den bevorstehenden Verlust vorbereiten, indem er ihnen hilft, zu verstehen, was der Patient durchmacht, die Anzeichen eines bevorstehenden Abschieds erklärt und sie bei ihrem eigenen Prozess der antizipierten Trauer begleitet. Diese Vorbereitung ist zwar schmerzhaft, ermöglicht es den Angehörigen aber oft, die letzten Momente mit dem Patienten besser zu bewältigen, da sie gelassener und präsenter sind. Der Pfleger kann sie auch ermutigen, in der Nähe des Patienten zu bleiben, mit ihm zu sprechen, ihm zu sagen, was sie empfinden, auch wenn er nicht mehr in der Lage zu sein scheint, zu antworten. Diese Momente der Verbindung, selbst in der Stille, sind für die Angehörigen oft wertvoll, und der Pflegende kann sie ermutigen, diese Momente voll auszuleben, ohne Angst oder Zurückhaltung.

Schließlich muss der Pfleger in der Lage sein, für die Angehörigen in Zeiten, in denen alles unsicher und erschüttert erscheint, ein **Bezugspunkt der Stabilität zu** sein. Die Beständigkeit seiner Anwesenheit, sein Wohlwollen und seine Fähigkeit, unerschütterliche Unterstützung zu bieten, sind Elemente, die den Angehörigen eine Form von emotionaler Sicherheit vermitteln. Sie wissen, dass sie nicht allein sind, dass sie sich darauf verlassen können, dass er ihre Fragen beantwortet, ihnen in Momenten des Zweifels oder der Trauer beisteht und sie auf diesem schwierigen Weg begleitet.

- Umgang mit der vorweggenommenen Trauer der Familien.

Der Umgang mit der antizipierten Trauer von Familien ist eine sensible und komplexe Aufgabe in der Palliativmedizin, die sowohl tiefes Einfühlungsvermögen als auch die Fähigkeit zuzuhören und ständige Unterstützung erfordert. Antizipierte Trauer entsteht, wenn sich die Angehörigen eines schwerkranken Patienten - oft unbewusst - auf den unvermeidlichen Verlust ihres geliebten Menschen vorbereiten. Sie erleben eine Form der Trauer, noch bevor der Tod eintritt, und durchlaufen dabei intensive Gefühle wie Trauer, Angst, Wut oder Schuldgefühle. Als Pflegekraft diesen Prozess zu verstehen und zu begleiten ist wesentlich, um den Familien zu helfen, diese schwierige Zeit zu überstehen, das Unausweichliche zu akzeptieren und trotz der Angst vor der bevorstehenden Trennung eine gewisse Gelassenheit zu finden.

Die **antizipierte Trauer** beginnt in der Regel, wenn den Angehörigen bewusst wird, dass eine Heilung nicht mehr möglich ist und das Lebensende naht. Dies kann sich in sehr widersprüchlichen Emotionen äußern: tiefe Trauer, aber auch ein Gefühl der Erleichterung, dass das Leiden des Patienten bald ein Ende hat. Diese Mischung aus Emotionen kann die Angehörigen verunsichern, die sich oft verloren, hilflos oder schuldig fühlen, wenn sie an den Tod denken, während der Patient noch am Leben ist. Der Pflegende sollte diese Anzeichen von Anfang an erkennen und einen Raum anbieten, in dem diese Gefühle frei und ohne Verurteilung geäußert werden können. Indem er ein wohlwollendes Zuhören anbietet, ermöglicht er den Familien, ihre Ängste, Zweifel und Traurigkeit zu verbalisieren, ohne ihre Gefühle verbergen zu müssen.

Einer der ersten Schritte bei der **Begleitung der antizipierten Trauer** ist es, den Familien zu helfen, zu verstehen, was dieser Prozess ist. Viele Angehörige sind sich nicht bewusst, dass sie bereits mit der Trauerarbeit beginnen, was zu ihrer Verwirrung beitragen kann. Der Pfleger kann aufgrund seiner Kenntnis dieses Phänomens erklären, dass die Trauer nicht unbedingt erst nach dem Tod beginnt, sondern schon viel früher beginnen kann, wenn man weiß, dass ein Mensch bald von uns gehen wird. Diese **Erkenntnis** hilft den Familien oft, ihre Gefühle besser zu verstehen und zu akzeptieren. Indem der Pfleger erklärt, dass diese Phase natürlich und vorhersehbar ist, lindert er einen Teil der Schuldgefühle, die manche Angehörige haben mögen.

Ein **offener und transparenter Dialog** ist ein wesentlicher Schlüssel bei der Bewältigung von antizipierter Trauer. Der Pfleger sollte in der Lage sein, die Fragen der Angehörigen zum Gesundheitszustand des Patienten, zur Pflege und zu dem, was noch kommen wird, zu beantworten. Das Lebensende ist oft eine Zeit großer Ungewissheit, und diese Ungewissheit kann die Ängste der Familien verstärken. Indem der Pfleger ihnen klare Informationen gibt, die Anzeichen dafür erklärt, dass das Ende nahe ist, oder ihnen versichert, dass alles getan wird, um die Schmerzen des Patienten zu lindern, ermöglicht er den Familien, sich besser auf den Tod vorzubereiten. Diese Transparenz sollte nicht brutal sein, sondern immer an die Sensibilität der Angehörigen angepasst werden, damit sie sich sicher fühlen und in dieser Phase begleitet werden, ohne von zu vielen Details auf einmal überwältigt zu werden.

Einer der schwierigsten Aspekte der antizipierten Trauer für die Familien ist es, bei dem Patienten **präsent zu bleiben** und sich gleichzeitig auf sein Ableben vorzubereiten. Manchmal wird der emotionale Schmerz so groß, dass einige Angehörige versucht sein könnten, sich abzugrenzen und auf Distanz zu gehen, um sich vor dem Leid zu schützen. Sie reduzieren vielleicht ihre Besuche, vermeiden Gespräche über das Lebensende oder weigern sich sogar, anzuerkennen, dass der Tod näher rückt. Der Pfleger kann die Familien durch seine wohlwollende Präsenz dazu ermutigen, ihrem geliebten Menschen nahe zu bleiben, einfache und ehrliche Momente mit ihm zu teilen, ohne sich gezwungen zu fühlen, dem Tod frontal ins Auge zu sehen. Er kann sie daran erinnern, wie wichtig diese letzten gemeinsamen Momente sind, diese gesprochenen oder nicht gesprochenen Worte, diese zärtlichen

Gesten, die sowohl dem Patienten als auch den Angehörigen helfen, sich auf die Trennung vorzubereiten.

Die **emotionale Begleitung** ist ebenfalls ein grundlegender Aspekt der Unterstützung von Familien, die einen vorzeitigen Trauerfall erleben. Der Pfleger muss in der Lage sein, die unterschiedlichen und manchmal widersprüchlichen Emotionen der Angehörigen zu akzeptieren. Einige werden Wut ausdrücken - Wut auf die Krankheit, auf das Schicksal oder sogar auf den Patienten, ein Gefühl, das oft schwer zuzugeben ist. Andere werden von einer tiefen Traurigkeit übermannt, die sie nur schwer mitteilen können, weil sie Angst haben, die Atmosphäre noch mehr zu belasten. Es ist wichtig, dass der Pflegende diese Gefühle ohne Bewertung anerkennt, ihnen Raum gibt und den Angehörigen das Gefühl vermittelt, dass ihnen zugehört wird. Dieses **aktive Zuhören** hilft, die emotionale Not der Familien zu lindern und bietet ihnen einen sicheren Raum, in dem sie ihre Gefühle ausdrücken können.

Manchmal kann der Pflegende auch **Momente der Versöhnung** oder der **wichtigen Kommunikation** zwischen dem Patienten und seinen Angehörigen erleichtern. Am Lebensende verspüren manche Familien das Bedürfnis, ungelöste Konflikte auszutragen, um Vergebung zu bitten oder Dinge auszusprechen, die sie nie aussprechen konnten. Der Pflegende kann diese Gespräche fördern, ohne sie jedoch zu erzwingen. Es ist wichtig, dass diese Momente auf natürliche Weise entstehen und dass jeder sie in seinem eigenen Tempo erleben kann. Das Anbieten von Ratschlägen wie "dem Patienten sagen, was er ihnen bedeutet hat" oder "wichtige Erinnerungen teilen" kann den Familien helfen, die richtigen Worte zu finden, um ihren Angehörigen in seinen letzten Momenten zu begleiten und gleichzeitig ihren eigenen Trauerprozess einzuleiten.

Die **moralische Unterstützung** der Familien erfolgt auch durch einfache, aber tief greifende Gesten. Der Pfleger kann den Angehörigen z. B. eine Auszeit von der Angst im Krankenzimmer anbieten, damit sie sich erholen und neue Kraft schöpfen können.

Er kann sie auch ermutigen, sich an bestimmten Pflegemaßnahmen zu beteiligen, z. B. bei der Toilette zu helfen oder einfach die Hand des Patienten zu halten. Diese Gesten, die harmlos erscheinen mögen, ermöglichen es den Angehörigen, beteiligt zu bleiben und sich nützlich zu fühlen, was angesichts des Gefühls der Hilflosigkeit, das mit dem Lebensende einhergeht, oft eine Quelle des Trostes ist.

Schließlich ist es von entscheidender Bedeutung, dass der Pfleger die Angehörigen auf den **bevorstehenden Tod** vorbereitet, indem er ihnen erklärt, was geschehen wird, und ihnen hilft, den Moment des Todes vorwegzunehmen. Diese Vorbereitung sollte nicht abrupt, sondern schrittweise erfolgen, damit sich die Familien emotional vorbereiten können. Der Pfleger kann sie in diesem Moment begleiten, indem er ihnen versichert, dass die Schmerzen des Patienten unter Kontrolle sind, indem er sie ermutigt, in der Nähe des Patienten zu bleiben, oder indem er ihnen die Zeichen erklärt, die sie in den letzten Stunden beobachten könnten. Diese Vorbereitung auf die Abreise kann oft einen Teil der Not lindern, die die Familien beim Näherrücken des letzten Augenblicks empfinden.

Kapitel 4

Der ganzheitliche Ansatz in der Pflege

- **Physische Pflege**
    - Hygiene, Vermeidung von Druckgeschwüren, Hilfe bei der Mobilisierung.

Hygiene, Dekubitusprophylaxe und **Mobilisationshilfe** sind wesentliche Bestandteile der Grundversorgung am Lebensende, insbesondere bei Palliativpatienten. Diese Aspekte der Pflege, die oft als technisch angesehen werden, sind in Wirklichkeit zentral für den Komfort und die Würde der Patienten und erfordern ständige Aufmerksamkeit sowie einen wohlwollenden und individuellen Ansatz. Sie tragen nicht nur dazu bei, die körperliche Gesundheit des Patienten zu erhalten, sondern auch sein allgemeines Wohlbefinden zu verbessern, indem sie seine Gebrechlichkeit und seine besonderen Bedürfnisse berücksichtigen.

Die Körperhygiene in der Palliativmedizin spielt eine grundlegende Rolle bei der Aufrechterhaltung des Komforts und der Würde des Patienten. Am Lebensende können Patienten immobilisiert, abhängig oder zu geschwächt sein, um sich selbst zu waschen. Die Pflegekraft sorgt dann für eine einwandfreie Hygiene, was nicht nur ein unmittelbares Wohlbefinden bewirkt, sondern auch dazu beiträgt, Infektionen und Hautreizungen vorzubeugen, die bei bettlägerigen Patienten besonders häufig auftreten. Eine regelmäßige, sanfte und respektvolle Körperpflege reinigt die Haut, verhindert die Entstehung von Wunden und Reizungen und bietet dem Patienten einen Moment der Frische und des Wohlbefindens.

Die Hygiene muss mit großer Sensibilität für die Vorlieben des Patienten, unter Wahrung seiner Intimsphäre und unter Berücksichtigung seiner körperlichen Fähigkeiten durchgeführt werden. Die Körperpflege kann im Bett erfolgen, wenn der Patient immobil ist, oder in einem geeigneten Badezimmer, wenn er sich noch mit Unterstützung fortbewegen kann. Auch die Wahl der Pflegeprodukte ist entscheidend: Sie müssen auf die empfindliche Haut des Patienten abgestimmt sein, die aufgrund der Krankheit oder der Behandlungen oft empfindlicher ist, und dürfen nicht aggressiv sein. Dieser Moment der Hygiene ist auch eine Gelegenheit für die Pflegekraft, eine vertrauensvolle Beziehung zum Patienten aufzubauen, indem sie einen sicheren und beruhigenden Rahmen schafft.

Neben der Körperhygiene hat die **Vermeidung von Druckgeschwüren** in der Palliativpflege oberste Priorität, insbesondere bei Patienten, die bettlägerig sind oder deren Mobilität stark eingeschränkt ist. Dekubitus oder Druckstellen entstehen, wenn bestimmte Körperbereiche, vor allem Fersen, Kreuzbein, Hüften und Ellbogen, einem ständigen Druck ausgesetzt sind, der die Durchblutung verringert und zu Hautverletzungen führt. Diese Wunden sind nicht nur schmerzhaft, sondern können auch zu schweren Infektionen führen, wenn sie nicht vorbeugend behandelt werden.

Die **Vermeidung von Druckgeschwüren** beruht auf mehreren kombinierten Maßnahmen. Eine der ersten Maßnahmen ist die **regelmäßige Neulagerung** des Patienten, wobei die Position alle zwei bis drei Stunden gewechselt werden sollte. Dieser Positionswechsel entlastet die Bereiche, die einem ständigen Druck ausgesetzt sind, und verbessert die Blutzirkulation. Die Pflegekraft sollte darin geschult sein, diese Bewegungen sanft auszuführen, geeignete Hebetechniken anzuwenden, um den Patienten nicht zu verletzen, und stets darauf zu achten, dass seine Bequemlichkeit gewahrt bleibt. Die Verwendung von Spezialmaterialien wie **Luftmatratzen** oder **ergonomischen Kissen** hilft ebenfalls, den Druck auf den gesamten Körper zu verteilen und der Entstehung von Druckgeschwüren vorzubeugen.

Ein weiterer wichtiger Aspekt der Dekubitusprävention ist die sorgfältige Überwachung des Hautzustands des Patienten. Bei jedem Toilettengang oder Positionswechsel sollte die Pflegekraft die gefährdeten Stellen sorgfältig auf erste Anzeichen von Rötungen oder Reizungen untersuchen, die Vorboten der Entstehung eines Dekubitus sind. Wenn Anzeichen von Hautschäden auftreten, müssen diese unbedingt schnell dem medizinischen Team gemeldet werden, damit eine vorbeugende Behandlung eingeleitet werden kann, wie z. B. das Auftragen von

Schutzcremes oder verstärkte Positionswechsel. Die Prävention von Druckgeschwüren ist eine sorgfältige, aber absolut notwendige Arbeit, um schmerzhafte Komplikationen zu vermeiden und den Komfort des Patienten aufrechtzuerhalten.

Die **Hilfe bei der Mobilisierung** ist die dritte Säule dieser Grundversorgung am Lebensende. Selbst bei bettlägerigen oder sehr geschwächten Patienten ist eine regelmäßige Mobilisierung von entscheidender Bedeutung, um nicht nur Dekubitus vorzubeugen, sondern auch Komplikationen, die mit längerer Immobilität verbunden sind, wie Atemstörungen, Stagnation des Bronchialsekrets oder Verlust von Muskelmasse. Bei der Mobilisierungshilfe geht es darum, so weit wie möglich selbst leichte Bewegungen zu fördern, die dem Patienten helfen, aktiv zu bleiben und die Durchblutung zu verbessern.

Bei Patienten, die sich noch bewegen können, wenn auch nur teilweise, ist es wichtig, sie zu ermutigen, aufzustehen oder sich in einen Sessel zu setzen, und sei es auch nur für ein paar Minuten am Tag, um die Positionen zu variieren und die Muskeln leicht zu beanspruchen. Die Pflegekraft begleitet diese Bewegungen behutsam, stellt sicher, dass der Patient gut gestützt ist, und vermeidet abrupte Bewegungen, die zu Stürzen oder Schmerzen führen könnten. Die Verwendung von Hilfsmitteln wie Patientenliftern oder **Haltegriffen** erleichtert diese sichere Mobilisierung und ermöglicht es dem Patienten, ein gewisses Maß an Selbstständigkeit zu bewahren.

Bei vollständig immobilen Patienten konzentriert sich die Mobilisierungshilfe auf passive Bewegungen, die von der Pflegekraft oder dem Physiotherapeuten ausgeführt werden. Diese Bewegungen, wie das **Heben von Armen** oder Beinen, regen die Blutzirkulation an, beugen Gelenksteifigkeit vor und verringern das Risiko von Kontrakturen. Diese Übungen sollten sehr sanft und immer unter Beachtung der Toleranzschwelle des Patienten durchgeführt werden, um zusätzliche Schmerzen oder Beschwerden zu vermeiden.

Schließlich betrifft die Hilfe bei der Mobilisierung nicht nur die körperliche Pflege, sondern spielt auch eine wesentliche Rolle für das **psychologische Wohlbefinden** des Patienten. In der Lage zu sein, aufzustehen, die Position zu ändern oder auch nur leicht an den eigenen Bewegungen teilzunehmen, gibt dem Patienten trotz der Krankheit das Gefühl, die Kontrolle über seinen Körper zu haben. Dies kann erheblich dazu beitragen, seine Stimmung zu heben, sein Gefühl der völligen Abhängigkeit zu verringern und die Verbindung zu seiner Umwelt aufrechtzuerhalten.

- **Psychologische Versorgung**
    - Moralische Unterstützung: zuhören können, beschwichtigen und trösten.

Die **moralische Unterstützung** in der Palliativmedizin ist ein grundlegender Aspekt der Begleitung von Patienten am Lebensende, ebenso wie die Behandlung von Schmerzen oder körperlichen Symptomen. Es geht nicht nur darum, die körperlichen Bedürfnisse des Patienten zu erfüllen, sondern auch darum, sich um seine Emotionen und seinen Geist zu kümmern und ihm zu helfen, diese schwierige Zeit mit größtmöglicher Gelassenheit zu überstehen. Die Rolle der Pflegekraft besteht in diesem Zusammenhang darin, **zuzuhören**, **zu beruhigen** und zu **trösten**, indem sie eine wohlwollende und stabile Präsenz bietet, die es dem Patienten ermöglicht, sich auch in Momenten großer Verletzlichkeit unterstützt und verstanden zu fühlen.

Zuhören können ist der erste Schritt dieser moralischen Unterstützung. Aufmerksames und wohlwollendes Zuhören ist eine wesentliche Eigenschaft, denn es ermöglicht dem Patienten, sich frei zu äußern, seine Gefühle, Ängste, Zweifel oder einfach seine Gedanken über das Leben und den Tod mitzuteilen. Am Lebensende verspüren viele Patienten das Bedürfnis zu sprechen, zögern aber manchmal, dies zu tun, weil sie befürchten, ihren Angehörigen zur Last zu fallen oder nicht verstanden zu werden. Der Pflegende kann durch sein einfühlsames Zuhören einen sicheren Raum schaffen, in dem sich der Patient frei fühlt, alle Themen anzusprechen, ohne bewertet oder unterbrochen zu werden. Dieses Zuhören beschränkt sich nicht auf Worte, sondern schließt auch die Aufmerksamkeit für Schweigen, Gesten und Gesichtsausdrücke ein, die Emotionen offenbaren können, die der Patient nicht zu verbalisieren wagt oder vermag.

Indem der Helfer auf diese Signale achtet, zeigt er dem Patienten, dass er für ihn da ist, dass er auf seine Bedürfnisse eingeht, auch wenn diese nicht ausdrücklich geäußert werden. Diese Haltung, die einfach erscheinen mag, ist in Wirklichkeit von großer Bedeutung, da sie das Vertrauensverhältnis zwischen dem Patienten und dem Helfer stärkt. Da der Patient spürt, dass man ihm zuhört, ohne ihn zu bewerten, öffnet er sich leichter, kann seine Gefühle besser ausdrücken und fühlt sich weniger allein mit seinen Emotionen. **Aktives Zuhören** ist also eine echte Pflegehandlung, die dazu beiträgt, seelisches Leid zu lindern und eine Atmosphäre der Sicherheit und des Verständnisses zu schaffen.

Eine weitere Dimension der moralischen Unterstützung ist die Fähigkeit zu **beruhigen**. Am Lebensende durchleben Patienten oft Momente großer Angst, sei es die Angst vor dem Tod, die Furcht vor Schmerzen oder die Ungewissheit darüber, was danach passieren wird. Diese Angst, die übermächtig sein kann, erfordert eine behutsame Begleitung. Der Pfleger kann durch seine ruhige und beruhigende Präsenz dazu beitragen, diese Angst zu verringern. Es geht nicht darum, vorgefertigte Antworten auf die existenziellen Fragen des Patienten zu geben, sondern vielmehr darum, ihm einen beruhigenden Rahmen zu bieten, in dem er seine Ängste ausdrücken kann, ohne mit zusätzlichem Druck konfrontiert zu werden. Manchmal genügt es, einfach nur da zu sein, einen Moment der Stille zu teilen oder die Hand des Patienten zu halten, damit er sich unterstützt fühlt. Diese einfache, stabile und tröstende Präsenz kann viel Gelassenheit vermitteln.

Beruhigung bedeutet manchmal auch, **die Gedanken** des Patienten auf Themen zu **lenken**, die ihm Trost oder Freude bereiten. Das Reden über glückliche Erinnerungen, wichtige Momente im Leben oder das Teilen von leichten Anekdoten kann dazu beitragen, die Atmosphäre aufzulockern und dem Patienten Momente der Ruhe zu verschaffen, in denen er sich wieder mit helleren Aspekten seines Lebens verbinden kann. Diese Momente der Beruhigung ermöglichen es dem Patienten, psychischen Druck abzubauen, sich wieder als Herr seiner Gedanken zu fühlen und der mit dem Lebensende verbundenen Angst, wenn auch nur vorübergehend, zu entfliehen.

Trost ist die andere wesentliche Säule der moralischen Unterstützung. Einen Palliativpatienten zu trösten bedeutet, ihm eine Form der emotionalen Unterstützung zu bieten, indem man ihm zeigt, dass er nicht allein ist und dass er in dieser schwierigen Phase seines Lebens begleitet wird. Trost kann viele Formen annehmen: Es kann ein beruhigendes Wort sein, eine Geste der Zuneigung oder einfach die Erinnerung daran, dass er von Menschen umgeben ist, die sich um ihn kümmern. Es geht nicht darum, den Ernst der Lage zu leugnen, sondern dem Patienten zu zeigen, dass er auch in seinen letzten Momenten noch ein Mensch ist, der Respekt, Aufmerksamkeit und Liebe verdient. Dieses Gefühl, unterstützt zu werden, hilft dem Patienten oft, seine Situation gelassener zu akzeptieren und sich weniger isoliert zu fühlen.

Trost bedeutet auch, dass die Wünsche und Entscheidungen des Patienten respektiert werden. Wenn der Patient über bestimmte Aspekte seines Lebensendes entscheiden kann und seine Vorlieben in Bezug auf die Pflege oder die Umgebung respektiert werden, ist dies eine Möglichkeit, ihm wieder eine Art Kontrolle über das zu geben, was mit ihm geschieht. Diese Achtung der Autonomie, selbst wenn sie sehr eingeschränkt ist, ist für den Patienten eine Quelle des Trostes, da er sich in seinen Wünschen gehört und respektiert fühlt. Indem der Pflegende auf diese Wünsche eingeht, trägt er aktiv zu diesem Trostprozess bei.

Darüber hinaus umfasst die moralische Unterstützung auch eine spirituelle Dimension für diejenigen, die das Bedürfnis danach verspüren. Am Lebensende müssen sich viele Patienten mit existenziellen oder spirituellen Fragen auseinandersetzen. Manche wenden sich auf der Suche nach Sinn an ihre religiösen Überzeugungen, andere versuchen einfach, das Leben und den Tod zu verstehen. Der Pfleger kann bei dieser Sinnsuche eine begleitende Rolle spielen, indem er den Patienten zu seinen Überlegungen ermutigt, Treffen mit religiösen Vertretern ermöglicht, wenn er dies wünscht, oder einfach offen für Gespräche über diese tiefgreifenden Themen ist. **Spiritueller Trost** ist oft ein wesentlicher Aspekt der moralischen Unterstützung, da er dem Patienten hilft, eine Art inneren Frieden zu finden, der mit seinen Überzeugungen und Werten übereinstimmt.

Schließlich ist es wichtig, daran zu erinnern, dass sich die moralische Unterstützung auch an die **Angehörigen des Patienten** richtet, die oft ihr eigenes Leid und ihre eigene antizipierte Trauer durchmachen. Indem der Pflegende für die Familie da ist, ihnen einen Raum bietet, um ihre Gefühle mitzuteilen, und ihnen hilft, zu verstehen, was der Patient durchmacht, unterstützt er auch die Angehörigen moralisch und hilft ihnen gleichzeitig, ihren geliebten Menschen mit mehr Gelassenheit zu begleiten. Diese gegenseitige Präsenz und Unterstützung zwischen dem Patienten, seiner Familie und dem Pfleger schafft eine kollektive Dynamik des Trostes, bei der sich jeder auf seinem Weg unterstützt und verstanden fühlt.

- Der Umgang mit Angstanfällen und Ängsten des Patienten.

Der **Umgang mit Angstattacken** und **Ängsten des** Palliativpatienten ist ein wesentlicher Bestandteil der ganzheitlichen Betreuung, da diese Emotionen ebenso überwältigend sein können wie körperliche Schmerzen. Am Lebensende nehmen Angst und Furcht oft viele Formen an: Angst vor dem Tod, vor dem Unbekannten, vor dem Leiden, vor der

Trennung von den Angehörigen oder auch Angst vor dem Verlust der Autonomie und der Würde. Diese Ängste, die plötzlich auftreten oder sich allmählich einstellen können, erfordern eine aufmerksame und einfühlsame Betreuung. Der Pfleger spielt durch seine Nähe und seine Rolle im Alltag eine Schlüsselrolle bei dieser Bewältigung, indem er **emotionale Unterstützung**, eine **beruhigende Präsenz** und konkrete Techniken anbietet, um dem Patienten zu helfen, diese Momente intensiver Verletzlichkeit zu überstehen.

Der erste Schritt bei der Bewältigung von Angstattacken ist das **Erkennen** der Symptome. Eine Panikattacke kann sich auf unterschiedliche Weise äußern: Der Patient kann Atembeschwerden haben, ein Engegefühl in der Brust verspüren, zittern, schwitzen oder ein unkontrollierbares Panikgefühl verspüren. Manchmal werden diese körperlichen Anzeichen von quälenden Gedanken an den Tod oder die Vorstellung, die Kontrolle zu verlieren, begleitet. Wenn die Pflegekraft auf diese Signale achtet, kann sie schnell eingreifen, um den Patienten zu **beruhigen** und zu verhindern, dass die Angst unüberwindbar wird. Es ist entscheidend, dass der Helfer in diesen Momenten ruhig und beruhigend bleibt, denn seine Haltung kann die Art und Weise, wie der Patient die Krise übersteht, stark beeinflussen.

Die Linderung einer Angstattacke beginnt mit einer beruhigenden körperlichen Präsenz. Der Pfleger kann sich dem Patienten nähern, leise mit ihm sprechen und ihn daran erinnern, dass er in Sicherheit und nicht allein ist. Oft ist es hilfreich, einfache Gesten anzubieten, wie **die Hand** des Patienten zu **halten** oder **eine Hand sanft auf seine Schulter zu legen**, um ihm ein Gefühl der Sicherheit und des Trostes zu vermitteln. Auch wenn diese Gesten einfach erscheinen, stellen sie einen beruhigenden menschlichen Kontakt wieder her und erinnern den Patienten daran, dass er unterstützt wird. Manchmal reicht schon das Wissen, dass jemand an seiner Seite ist, aus, um die Intensität des Anfalls zu verringern.

Parallel dazu ist es wichtig, den Patienten zu ermutigen, **tief zu atmen**, um ihm zu helfen, wieder zur Ruhe zu kommen. Panikattacken gehen oft mit einer schnellen und flachen Atmung einher, was das Gefühl der Panik noch verstärken kann. Der Helfer kann den Patienten bei **langsamen und tiefen Atemübungen** anleiten, indem er ihn auffordert, durch die Nase einzuatmen, den Atem sanft anzuhalten und dann langsam durch den Mund auszuatmen. Diese Atemübungen wirken sich unmittelbar auf das Nervensystem aus, indem sie helfen, den Geist zu beruhigen und die körperliche Anspannung zu verringern. Es handelt sich um eine einfache, aber sehr wirksame Technik, um den Patienten selbst während einer Panikattacke in einen Zustand relativer Ruhe zu versetzen.

Neben den Atemtechniken ist es von entscheidender Bedeutung, **die Emotionen** des Patienten zu **validieren**. In einem Anfall kann der Patient irrationalen Schrecken empfinden oder sich von düsteren Gedanken überwältigt fühlen. Der Helfer sollte es vermeiden, diese Emotionen zu verharmlosen oder zu bewerten. Einem Patienten zu sagen "mach dir keine Sorgen" oder "beruhige dich" kann manchmal kontraproduktiv sein, weil es ihm das Gefühl geben kann, dass seine Ängste nicht ernst genommen werden. Stattdessen ist es effektiver, **anzuerkennen**, was der Patient fühlt: "Ich sehe, dass du im Moment sehr ängstlich bist, es ist normal, in dieser Situation ängstlich zu sein". Indem der Pflegende die Emotionen des Patienten validiert, zeigt er, dass er das Leiden des Patienten versteht und ihn bei der Bewältigung unterstützt.

Eine weitere nützliche Strategie zur Bewältigung von Angstattacken ist es, dem Patienten zu helfen, **seine Aufmerksamkeit umzulenken**. Während eines Anfalls sind die Gedanken des Patienten oft auf beängstigende Szenarien oder unangenehme körperliche Empfindungen fokussiert. Die Pflegekraft kann dann vorschlagen, **das Thema zu wechseln** oder **die Aufmerksamkeit** auf einen beruhigenderen Reiz zu **lenken**. Dies kann durch ganz einfache Gesten geschehen: den Patienten auffordern, einen Gegenstand im Raum zu betrachten, sanfte

Musik zu hören oder sogar glückliche Erinnerungen wachzurufen. Beispielsweise kann das Reden über eine schöne Zeit mit der Familie oder die Konzentration auf ein beruhigendes Detail in der Umgebung (wie das Geräusch von Regen oder ein sanftes Licht) dem Patienten helfen, sich vorübergehend von seinen ängstlichen Gedanken zu lösen und wieder etwas Ruhe zu finden.

Neben den unmittelbaren Techniken zur Krisenbewältigung ist es auch wichtig, die **tieferen Quellen der Angst** des Patienten anzusprechen, wenn dieser bereit ist, darüber zu sprechen. Viele Patienten am Lebensende werden von existenziellen Fragen im Zusammenhang mit dem Tod und dem Leben nach dem Tod geplagt. Sie haben vielleicht Angst vor Schmerzen, davor, ihre Angehörigen zu verlassen, oder davor, was nach ihrem Tod geschehen wird. Der Pfleger muss in der Lage sein, einen **Raum** zu schaffen, in dem diese Fragen ohne Druck und mit viel Einfühlungsvermögen angesprochen werden können. Manchmal hilft das Reden über diese Ängste, sie konkreter zu machen, und wenn der Patient sie ausspricht, kann er Erleichterung empfinden. Es ist auch möglich, spirituelle Unterstützung anzubieten, wenn der Patient dies wünscht, um ihm zu helfen, Antworten auf seine tiefen Fragen zu finden oder sie zu lindern.

In manchen Fällen, wenn die Angstattacken häufig oder zu intensiv werden, ist es notwendig, **mit dem medizinischen Team zusammenzuarbeiten**, um die Behandlung anzupassen. Es können Anxiolytika oder leichte Beruhigungsmittel verschrieben werden, um dem Patienten zu helfen, besser mit seinen Ängsten umzugehen. Der Pfleger spielt durch seine tägliche Beobachtung eine Schlüsselrolle bei dieser Zusammenarbeit, indem er darauf hinweist, wann die Anfälle häufiger auftreten oder schwerer zu kontrollieren sind, damit das medizinische Team angemessen eingreifen kann.

Schließlich muss unbedingt daran erinnert werden, dass auch die Vermeidung von Angstattacken Teil des Gesamtmanagements ist. Die Pflegekraft kann dabei helfen, eine ruhige und beruhigende Pflegeumgebung zu schaffen, indem sie dafür sorgt, dass sich der

Patient sicher fühlt. Das Anbieten einer täglichen Routine, bei der die Pflege vorhersehbar und regelmäßig ist, hilft, den mit der Ungewissheit verbundenen Stress zu reduzieren. Darüber hinaus können Praktiken wie Entspannung, Meditation oder sanfte Musik eingeführt werden, um dem Patienten zu helfen, proaktiv mit der Angst umzugehen, bevor sie sich zu einer Krise entwickelt.

- **Spirituelle Pflege**
  ◦ Die Bedeutung spiritueller Überzeugungen bei der Betreuung.

Spirituelle Überzeugungen spielen eine zentrale Rolle bei der Betreuung von Palliativpatienten, insbesondere am Lebensende, wo existenzielle Fragen eine noch größere Bedeutung erlangen. Während sich die traditionelle Medizin auf die Behandlung körperlicher Symptome und die Erhaltung des Komforts konzentriert, bietet die Spiritualität eine Antwort auf tiefere Bedürfnisse, die mit dem Sinn des Lebens, dem Tod und dem, was danach kommt, zu tun haben. Für viele Patienten sind diese Überzeugungen eine Quelle des Trostes, der Beruhigung und der inneren Stärke, die es ihnen ermöglicht, ihre Situation besser zu akzeptieren und diese schwierige Phase mit mehr Gelassenheit zu überstehen. Indem das Behandlungsteam und insbesondere der Pfleger diese Überzeugungen anerkennt und in die Behandlung einbezieht, bietet es eine umfassendere Betreuung, die nicht nur den Körper des Patienten, sondern auch seinen Geist und seine Seele respektiert.

Zunächst einmal helfen **spirituelle Überzeugungen** den Patienten oft dabei, ihrem Leiden und ihrem Lebensende einen Sinn zu geben. Krankheit, insbesondere wenn sie unheilbar ist, wirft Fragen nach Ungerechtigkeit, Schicksalhaftigkeit und dem Sinn des Lebens auf. Viele Patienten wenden sich an ihre religiösen oder spirituellen Überzeugungen, um Antworten auf diese Fragen zu finden. Diese Glaubensrichtungen bieten ihnen einen Rahmen, eine Erklärung, die über die Medizin hinausgeht, indem sie ihnen ermöglichen, den Tod nicht als Ende, sondern als Übergang, als Übergang zu einer anderen Form der Existenz zu sehen. Für einen Patienten, der an ein Leben nach dem Tod glaubt, kann beispielsweise die Vorstellung, zu einem höheren Wesen zu gelangen oder verstorbene geliebte Menschen wiederzufinden, die Ängste vor dem Unbekannten und der Trennung lindern.

Das **Zuhören** und **Respektieren der spirituellen Überzeugungen** des Patienten ist daher für die Pflegekraft von entscheidender Bedeutung. Dies bedeutet, einen Raum zu schaffen, in dem der Patient sich frei fühlt, seine Überzeugungen ohne Angst vor Verurteilung zu äußern. Es geht nicht darum, dass der Pflegende seine eigenen Überzeugungen aufzwingt oder versucht, die des Patienten zu beeinflussen, sondern vielmehr darum, den Patienten bei seinem spirituellen Prozess zu begleiten und ihm dabei zu helfen, einen Sinn zu finden, der seinen Werten und seiner Weltanschauung entspricht. Dieses wohlwollende Zuhören ermöglicht es dem Patienten, sich in seiner Gesamtheit anerkannt zu fühlen, als eigenständige Person mit eigenen Fragen, Hoffnungen und Überzeugungen. Manchmal kann ein einfacher Austausch über spirituelle Fragen einen Patienten entlasten, indem er seine Gedanken, Zweifel oder Gebete mitteilen kann.

Darüber hinaus ermöglicht die Einbeziehung spiritueller Überzeugungen in die Behandlung, dass die für den Patienten wichtigen **Rituale** und **religiösen Praktiken** respektiert werden. Manche Patienten haben das Bedürfnis zu beten, von einem Seelsorger oder einem Vertreter ihres Glaubens besucht zu werden oder an bestimmten Ritualen wie der Krankensalbung, der Kommunion oder dem Rezitieren von Mantras teilzunehmen. Indem er auf diese Bedürfnisse achtet, spielt der Pfleger eine entscheidende Rolle, indem er den Zugang zu diesen Praktiken erleichtert und dafür sorgt, dass der Patient sie in einem respektvollen und friedlichen Rahmen erleben kann. Beispielsweise kann er den Besuch eines Priesters, Imams oder Rabbiners organisieren oder einfach dafür sorgen, dass der Patient die nötige Privatsphäre hat, um zu beten. Diese Gesten sind zwar diskret, aber für den Patienten von größter Bedeutung, da sie es ihm ermöglichen, mit seinem Glauben in Verbindung zu bleiben, seine Spiritualität zu stärken und dem Lebensende mit größerem inneren Frieden zu begegnen.

Spirituelle Überzeugungen sind nicht nur religiöser Natur. Manche Patienten gehören keiner bestimmten Religion an, sondern finden eine Form von **Spiritualität** in anderen Praktiken, wie Meditation, Naturbetrachtung oder einfach philosophischem Nachdenken über den Sinn des Lebens. Für diese Patienten ist Spiritualität eine persönliche Suche nach Verständnis und Gelassenheit. Der Pflegende muss in der Lage sein, diese Formen der Spiritualität zu erkennen und sie mit dem gleichen Respekt und der gleichen Rücksichtnahme zu begleiten wie strukturiertere religiöse Überzeugungen. Beispielsweise kann ein Patient in ruhigen Momenten Trost finden, indem er beruhigende Musik hört oder philosophische Themen diskutiert, ohne sich einer bestimmten Religion zuzuordnen. Entscheidend ist, dass der Patient die Möglichkeit erhält, sich wieder mit dem zu verbinden, was seinem Leben Sinn verleiht, sei es durch Gebet, Meditation oder einfache Selbstbeobachtung.

Auch **spirituelle Überzeugungen** spielen eine wichtige Rolle bei der Bewältigung von **Ängsten im Zusammenhang mit dem Tod**. Für viele Patienten ist der Gedanke an den Tod eine Quelle tiefer Ängste. Spiritualität, die eine Perspektive auf das bietet, was nach dem Tod kommt, hilft oft dabei, diese Ängste zu lindern. Manche Patienten finden Trost in der Vorstellung, in ein Jenseits zu gelangen, wiedergeboren zu werden oder Teil eines universellen Ganzen zu sein. Anderen hilft die Spiritualität, sich auf den Augenblick zu konzentrieren und die letzten Momente ihres Lebens in vollen Zügen zu genießen, ohne sich in die Zukunft zu projizieren. Indem der Pflegende auf diese Überzeugungen eingeht und den Patienten ermutigt, sie zu erforschen, hilft er ihm, eine Form des **inneren** Friedens zu finden, der die Angst lindert und ihn auf diesen Übergang mit mehr Gelassenheit vorbereitet.

Es ist auch wichtig zu betonen, dass die **spirituellen Überzeugungen** von Patienten am Lebensende manchmal in

Bewegung sind. Angesichts des bevorstehenden Todes können manche Patienten ihre Überzeugungen in Frage stellen, nach einem neuen Sinn suchen oder im Gegenteil noch fester an ihrem Glauben festhalten. Diese Entwicklung, die für den Patienten destabilisierend sein kann, erfordert eine aufmerksame und urteilsfreie Begleitung. Die Pflegekraft muss in der Lage sein, diesen spirituellen Weg zu verfolgen, den Patienten in seinen Zweifeln, seinen Fragen und manchmal sogar in seinem Schweigen zu begleiten. Diese Achtung des persönlichen Weges des Patienten ist wesentlich, damit er das Ende seines Lebens im Einklang mit sich selbst angehen kann.

Schließlich ist es wichtig, daran zu erinnern, dass die **spirituelle Dimension** der Betreuung auch die **Angehörigen des Patienten** betrifft. Auch sie können spirituelle Überzeugungen haben, die sich darauf auswirken, wie sie das Lebensende ihres geliebten Menschen erleben. Einige werden in ihrem Glauben Trost finden, andere werden durch die Krankheit und den bevorstehenden Tod verunsichert. Der Pfleger kann eine unterstützende Rolle spielen, indem er den Familien erlaubt, ihren Glauben mitzuteilen, ihre Rituale respektiert und ihnen hilft, diese schwierige Zeit mit ihrer eigenen Spiritualität zu überstehen. Manchmal kann dies bedeuten, Momente des Gebets oder der Meditation in der Familie zu ermöglichen oder ihnen einfach einen Raum zu bieten, in dem sie ihre spirituellen Gefühle ausdrücken können.

- Begleiten können, ohne aufzudrängen

Zu den heikelsten und wichtigsten Fähigkeiten in der Palliativmedizin gehört **die Fähigkeit, zu** begleiten, **ohne etwas aufzuzwingen**. Es geht darum, eine aufmerksame und wohlwollende Unterstützung anzubieten und dabei die Entscheidungen, den Rhythmus und den Willen des Patienten zu respektieren. Die Sterbebegleitung, sei es in physischer, psychologischer oder spiritueller Hinsicht, darf niemals zu einer Belastung für den Patienten werden. Sie beruht auf dem uneingeschränkten Respekt vor dem Individuum, das auch in seinen letzten Momenten noch Herr seiner Entscheidungen ist. Dies bedeutet, dass der Pflegende ein aktives Zuhören, eine hohe Sensibilität für unausgesprochene Bedürfnisse und die Fähigkeit entwickeln muss, seine Vorgehensweise der jeweiligen Situation anzupassen, ohne jemals seine eigenen Vorstellungen oder Vorlieben auf den Patienten zu projizieren.

Bei der Begleitung eines Patienten am Lebensende geht es zunächst darum, **zuzuhören** und **zu beobachten**, bevor man etwas vorschlägt. Die Versuchung, alles organisieren zu wollen oder alle Bedürfnisse vorwegzunehmen, kann groß sein, vor allem angesichts der Verletzlichkeit des Patienten. Doch begleiten zu können bedeutet in erster Linie, sich selbst zurücknehmen zu können, um dem Patienten Raum zu geben. Das bedeutet zu akzeptieren, dass der Patient manchmal Stille, Zeit für sich selbst oder Momente der Selbstreflexion braucht. Die Pflegekraft muss präsent sein, aber nicht aufdringlich, aufmerksam, aber nicht aufdringlich. Es geht darum, auf subtile Zeichen, Gesten oder Blicke zu achten, die mehr sagen können als Worte. Manche Patienten möchten zum Beispiel nicht über den Tod oder ihre Gefühle sprechen, und es ist entscheidend, diese Entscheidung zu respektieren. Die Begleitung besteht in diesem Fall darin, da zu sein und zur Verfügung zu stehen, ohne ein Gespräch oder einen gemeinsamen Moment zu erzwingen.

Das bedeutet auch, dass **man den Rhythmus des Patienten** respektiert. Jeder Mensch reagiert anders auf die Krankheit und das Lebensende. Manche Patienten müssen lange über ihre Ängste, Erinnerungen oder Überzeugungen sprechen, während andere sich lieber auf den Augenblick konzentrieren, ohne diese sensiblen Themen anzusprechen. Der Pfleger muss sich an diese Rhythmen anpassen und akzeptieren, dass jeder Tag, jeder Moment anders ist. Manchmal ist ein Patient, der sich am Vortag unterhalten wollte, am nächsten Tag still oder umgekehrt. Diese Fluktuation der Bedürfnisse ist natürlich und die Betreuung muss sich an diese Veränderungen anpassen, ohne jemals zu versuchen, den Prozess zu kontrollieren oder zu erzwingen.

Begleiten, aber nicht aufzwingen bedeutet auch, **die Entscheidungen** des Patienten **zu respektieren**, selbst wenn sie von dem abweichen, was man empfehlen könnte. Ein Patient kann sich z. B. dafür entscheiden, bestimmte Behandlungen abzulehnen oder keine Hilfe bei der Pflege zu wollen, die er noch allein durchführen könnte. Auch wenn diese Entscheidungen manchmal gegen Bequemlichkeit oder Sicherheit zu verstoßen scheinen, ist es von entscheidender Bedeutung, sie so weit wie möglich zu respektieren. Die Begleitung am Lebensende beruht auf der Erhaltung der Autonomie des Patienten, wie eingeschränkt diese auch sein mag. Indem man seine Entscheidungen respektiert, auch wenn diese nicht den Erwartungen entsprechen, ermöglicht man dem Patienten, eine Form der Kontrolle über sein Leben zu behalten, was für sein emotionales und psychologisches Wohlbefinden oft lebenswichtig ist.

Der **Respekt vor dem Glauben** und den Werten des Patienten ist eine weitere wichtige Dimension dieser Begleitung ohne Zumutungen. In der Palliativmedizin werden Patienten häufig mit existenziellen, spirituellen oder religiösen Fragen konfrontiert. Manche finden Trost in ihren Überzeugungen, während andere vielleicht gerade über diese Themen nachdenken. Der Pfleger muss wissen, wie er diese Fragen aufnehmen kann, ohne jemals seine eigenen Überzeugungen durchzusetzen. Es geht nicht darum, den Patienten auf eine bestimmte Antwort oder einen bestimmten Weg hinweisen zu wollen, sondern darum, ihn bei seinen eigenen Überlegungen zu begleiten, in seinem eigenen Tempo und zu seinen eigenen Bedingungen. Wenn ein Patient beispielsweise Zweifel am Jenseits oder an seinen religiösen Überzeugungen äußert, sollte der Pflegende ihm zuhören, ohne zu versuchen, vorgefertigte Antworten zu geben, sondern ihm die Möglichkeit geben, seine Gedanken frei mitzuteilen.

Darüber hinaus bezieht sich die steuerfreie Begleitung auch auf die **körperliche Pflege**. Einige Patienten fühlen sich möglicherweise unwohl, wenn sie intime Pflegemaßnahmen wie das Waschen erhalten oder ihre Selbstständigkeit bei bestimmten täglichen Aufgaben verlieren. Der Pflegende sollte diese Pflege dann mit Feingefühl und Respekt anbieten und dem Patienten die Wahl lassen, ob er sie annehmen oder ablehnen möchte. Selbst wenn eine Pflege notwendig ist, wie z. B. zur Dekubitusprophylaxe oder zur Hygiene, ist es entscheidend, den Rhythmus des Patienten zu respektieren und ihn zu beruhigen, indem man ihm jeden Schritt erklärt, ihn um seine Zustimmung bittet und die Handgriffe so anpasst, dass er sich so wohl wie möglich fühlt. Diese Art der Begleitung hilft, die Würde des Patienten zu wahren und ihn nicht auf seine Krankheit zu reduzieren, sondern ihn als Menschen zu betrachten, der seine Rechte, Vorlieben und seine Autonomie bis zum Ende behält.

In manchen Situationen bedeutet begleiten, aber nicht aufzwingen, auch **Stille akzeptieren zu können und** nicht um jeden Preis zu versuchen, sie zu füllen oder zu interpretieren. Am Lebensende haben viele Patienten das Bedürfnis, zu schweigen, im Stillen nachzudenken oder einfach ihre Gedanken nicht mehr in Worte zu fassen. Dieses Schweigen kann bedeutungsvoll sein und sollte respektiert werden. Der Pflegende muss in solchen Momenten wissen, wie er präsent bleiben kann, ohne zu versuchen, das Wort zu erzwingen. Dieses gemeinsame Schweigen ist manchmal ein Akt der Begleitung, der stärker ist als jede Rede, weil er das Bedürfnis des Patienten, seine letzten Momente nach seinem eigenen inneren Rhythmus zu leben, voll und ganz respektiert.

Schließlich bedeutet Begleitung ohne Aufzwingen auch, **Lösungen** anzubieten, **die auf die tatsächlichen Bedürfnisse** des Patienten zugeschnitten sind, ohne zu versuchen, ihn zu überbehüten oder alles für ihn vorwegzunehmen. Vor allem bei einem sehr geschwächten Patienten kann es verlockend sein, sich um alles kümmern und jedes Detail voraussehen zu wollen. Dennoch ist es wichtig, den Patienten zu Wort kommen zu lassen, ihn zu fragen, was er wirklich braucht, und nicht systematisch an seiner Stelle zu handeln. Dies kann sich auf kleine alltägliche Dinge beziehen, wie die Wahl des Essens, der Kleidung oder der Position, in der der Patient am liebsten sitzen möchte. Diese scheinbar einfachen Handlungen sind in Wirklichkeit Akte des

Respekts gegenüber der Autonomie und den Wünschen des Patienten.

- **Soziale Unterstützung**
  - Die Rolle der Pflegekräfte bei der Verbindung mit Sozialdiensten und Freiwilligen.

Die **Rolle von Pflegekräften** beschränkt sich nicht auf die körperliche Pflege und die emotionale Begleitung von Patienten am Lebensende. Sie spielen auch eine wesentliche Rolle bei der **Koordination** mit den verschiedenen Diensten, die an der Gesamtbetreuung des Patienten beteiligt sind, wie z. B. **Sozialdienste** und **ehrenamtliche Helfer**. Durch diese Zusammenarbeit kann ein umfassenderes Pflegeumfeld geschaffen werden, in dem die physischen, psychologischen, sozialen und administrativen Bedürfnisse des Patienten auf harmonische Weise erfüllt werden. Der Pfleger ist aufgrund seiner täglichen Nähe zum Patienten oft derjenige, der zusätzliche Bedürfnisse erkennt, die nicht direkt zur medizinischen Versorgung gehören, die aber für das Wohlbefinden und die Lebensqualität des Patienten und seiner Familie ebenso wichtig sind.

In der Palliativmedizin spielen **Sozialdienste** eine entscheidende Rolle, indem sie Patienten und ihren Familien helfen, sich durch administrative, rechtliche und finanzielle Angelegenheiten zu navigieren, die am Lebensende besonders komplex sein können. Aufgrund ihres Vertrauensverhältnisses zu den Patienten sind Pflegekräfte oft die ersten, die Schwierigkeiten oder Sorgen wahrnehmen, die mit finanziellen Problemen, der Vorbereitung eines Nachlasses oder der Verwaltung sozialer Rechte, wie dem Erhalt von Haushaltshilfen oder Sozialleistungen, zusammenhängen. Die Rolle der Pflegekraft besteht dann darin, **diese Bedürfnisse zu erkennen** und die Patienten oder ihre Familien an die entsprechenden sozialen Dienste zu verweisen, indem sie den Kontakt zu Sozialarbeitern oder Rechtsberatern vermittelt.

Beispielsweise kann ein Patient Bedenken hinsichtlich seiner finanziellen Mittel oder der Versorgung seiner Familie nach seinem Tod äußern. Der Pfleger, der für solche Signale empfänglich ist, kann dann vorschlagen, den Patienten oder seine Angehörigen mit einem **Sozialarbeiter** in Verbindung zu bringen, der sie über die notwendigen Schritte wie die Verwaltung von Versicherungen, Zulagen oder des Erbes beraten kann. Durch diese umfassende Betreuung wird dem Patienten die Angst vor diesen materiellen Sorgen genommen, sodass er sich auf sein eigenes Wohlbefinden und das seiner Angehörigen konzentrieren kann.

Darüber hinaus übernimmt der Pfleger häufig eine **Vermittlerrolle** zwischen den sozialen Diensten und der Familie, indem er die notwendigen Schritte klar erklärt, den Austausch erleichtert und dafür sorgt, dass die Informationen reibungslos fließen. Er kann den Familien auch helfen, die verfügbaren sozialen Unterstützungsmöglichkeiten zu verstehen, z. B. Haushaltshilfen, vorübergehende Unterkünfte zur Entlastung pflegender Angehöriger oder psychologische Unterstützungsangebote für Familien, die mit einem Trauerfall konfrontiert sind. Als direktes Bindeglied zwischen den sozialen Diensten und der Familie ermöglicht die Pflegekraft eine bessere Koordination der Bemühungen und eine umfassendere Betreuung der Bedürfnisse des Patienten.

Neben den Sozialdiensten spielen auch **Freiwillige** eine grundlegende Rolle bei der Begleitung von Patienten am Lebensende. Sie bringen eine menschliche, warmherzige und uneigennützige Dimension ein, die die medizinische und psychologische Versorgung ergänzt. Freiwillige Helfer sind häufig anwesend, um emotionale Unterstützung, Momente der Gesellschaft und Aktivitäten anzubieten, die den Patienten Freude und Trost bringen. Der Pfleger hat in diesem Rahmen die Aufgabe, **die Integration der Freiwilligen** in den Alltag des

Patienten zu **koordinieren und zu erleichtern**, indem er sicherstellt, dass ihre Anwesenheit den tatsächlichen Bedürfnissen des Patienten entspricht und von diesem gut angenommen wird.

Die Pflegekraft, die die Vorlieben und Grenzen des Patienten gut kennt, kann oft am besten beurteilen, unter welchen Umständen der Einsatz eines ehrenamtlichen Helfers von Vorteil sein könnte. Beispielsweise kann ein Patient, der sich einsam fühlt oder Momente des Austauschs wünscht, vom regelmäßigen Besuch eines ehrenamtlichen Helfers profitieren, mit dem er sich unterhalten, Spiele spielen, Musik hören oder einfach Momente der Stille teilen kann. Die Pflegekraft achtet darauf, dass diese Einsätze **auf die Bedürfnisse des Patienten abgestimmt** sind, und dient auch als Vermittler für die Kommunikation mit den ehrenamtlichen Helfern, indem sie sie über Veränderungen im Gesundheitszustand oder in den Vorlieben des Patienten informiert.

Indem der Pfleger die Freiwilligen in die Pflegeroutine einbindet, ermöglicht er auch eine Entlastung der Angehörigen, die sich manchmal mit der täglichen Betreuung des Patienten überfordert fühlen können. Die Anwesenheit eines ehrenamtlichen Helfers, selbst wenn es nur für ein paar Stunden pro Woche ist, verschafft den Familien eine Pause und stellt gleichzeitig sicher, dass der Patient von Aufmerksamkeit und menschlicher Wärme umgeben ist. Der Pfleger erleichtert diese Zusammenarbeit, indem er sicherstellt, dass die Freiwilligen über die besonderen Bedürfnisse des Patienten informiert sind und dass ihr Einsatz in einem respektvollen und harmonischen Rahmen stattfindet.

Darüber hinaus können Freiwillige je nach den Wünschen des Patienten eine **spirituelle** oder **kreative** Dimension in die Pflege einbringen. Manche Patienten finden z. B. Trost beim Lesen von Texten, beim Malen oder bei der Ausübung von Meditation, und in diesen Praktiken ausgebildete Ehrenamtliche können für Momente der Entspannung und Ablenkung sorgen. Der Betreuer kann im Gespräch mit dem Patienten diese Bedürfnisse erkennen und den Einsatz von Freiwilligen mit besonderen Fähigkeiten vorschlagen, z. B. künstlerische oder spirituelle Aktivitäten.

Schließlich besteht die Rolle der **Pflegekraft** bei der Verbindung mit Sozialdiensten und Freiwilligen auch darin, die **Auswirkungen** dieser Interventionen auf das Wohlbefinden des Patienten zu **überwachen** und zu **bewerten**. Es reicht nicht aus, diese Zusammenarbeit zu initiieren, es ist auch wichtig, sie zu überwachen, um sicherzustellen, dass sich die Bedürfnisse des Patienten im Einklang mit der angebotenen Betreuung entwickeln. Der Betreuer kann die Eindrücke des Patienten sammeln, die Reaktionen auf die Anwesenheit der Freiwilligen oder die Intervention des Sozialdienstes beobachten und die Betreuung auf der Grundlage dieses Feedbacks anpassen. Es handelt sich um eine dynamische und sich entwickelnde Rolle, die ein hohes Maß an Beobachtungsgabe und Anpassungsfähigkeit erfordert.

Kapitel 5

Technologie und Innovationen in der Palliativmedizin

- **Der Einsatz von Technologien in der Betreuung**
  - Digitale Hilfsmittel, die die Pflege erleichtern: Anwendungen zur Schmerzbehandlung, Überwachung von Behandlungen, Telekonsultationen usw.

Digitale Hilfsmittel spielen eine immer wichtigere Rolle bei der Verbesserung der Pflege, insbesondere in der Palliativmedizin, wo die Schmerzbehandlung, die Überwachung der Behandlung und die Koordination zwischen den Angehörigen der Gesundheitsberufe oberste Priorität haben. Neue Technologien bieten innovative Lösungen, die die Arbeit des Pflegepersonals erleichtern und gleichzeitig die Lebensqualität der Patienten verbessern und die Verbindung zu den medizinischen Teams stärken. **Anwendungen für das Schmerzmanagement**, Tools **zur Überwachung der** Behandlung und **Telekonsultationen** sind zu wertvollen Ressourcen geworden, um die Betreuung zu optimieren, eine sorgfältige Nachsorge zu gewährleisten und die Autonomie der Patienten zu stärken.

Schmerzmanagement-Apps sind digitale Hilfsmittel, die in der Palliativmedizin besonders nützlich sind. Da Schmerzen eines der komplexesten Symptome sind, die es zu bewältigen gilt, können diese Apps in Echtzeit das Empfinden der Patienten erfassen, indem sie die Intensität, den Ort und die Art ihrer Schmerzen angeben. Sie können auch die Wirksamkeit von Schmerzmitteln verfolgen, indem sie die Auswirkungen der Einnahme eines Medikaments aufzeichnen. Diese Informationen sind dann für Pflegekräfte und Ärzte zugänglich, die die Behandlung auf der Grundlage der aktuellen Daten genauer anpassen können. Diese digitale Überwachung bietet einen Überblick über die Entwicklung der Schmerzen und ermöglicht so ein **proaktives** und personalisiertes **Management** des Leidens des Patienten, ohne auf physische Konsultationen warten zu müssen, um die Dosis anzupassen oder die Behandlung zu ändern.

Diese Anwendungen sind oft intuitiv und einfach zu bedienen, selbst für Patienten, die mit der Technologie nicht vertraut sind. Sie können **visuelle Schmerzskalen**, einfache Fragebögen oder

Erinnerungsbenachrichtigungen enthalten, um den Patienten dazu zu bringen, seine Empfindungen regelmäßig aufzuzeichnen. Da diese Hilfsmittel eine **kontinuierliche Überwachung** ermöglichen, helfen sie dabei, kritische Phasen, Verschnaufpausen oder schmerzverstärkende Faktoren besser zu erkennen, was wiederum die Qualität der Pflege verbessert, da die Bedürfnisse des Patienten vorausschauend berücksichtigt werden.

Apps zur Überwachung der Medikation sind ein weiteres Beispiel für digitale Hilfsmittel, die den Alltag von Pflegekräften und Patienten erheblich erleichtern. In der Palliativmedizin, wo oft zahlreiche Medikamente zu bestimmten Zeiten eingenommen werden müssen, ist eine sorgfältige Nachverfolgung von entscheidender Bedeutung, um Fehler, Vergessen oder Überdosierungen zu vermeiden. Mit diesen Anwendungen können Sie **Behandlungspläne** organisieren, Erinnerungen an die Einnahme von Medikamenten einstellen und unerwünschte Nebenwirkungen oder allergische Reaktionen in Echtzeit verfolgen. Sowohl das Pflegepersonal als auch die Familien können Benachrichtigungen erhalten, um sicherzustellen, dass die Medikamente zur richtigen Zeit eingenommen werden, was die Sicherheit und Kontinuität der Pflege erhöht.

Einige Apps beinhalten auch Funktionen zur **Überwachung von Vitalparametern** wie Temperatur, Blutdruck oder Sauerstoffsättigung. Diese Daten, die häufig mithilfe von vernetzten Gegenständen (wie Thermometern, Blutdruckmessgeräten oder Oximetern) gesammelt werden, werden automatisch an Pflegekräfte und Ärzte weitergeleitet, die den Gesundheitszustand des Patienten aus der Ferne überwachen können. Diese digitale Überwachung ermöglicht es, bei Anomalien schnell einzugreifen und die Behandlungen an die Entwicklung des klinischen Zustands des Patienten anzupassen. Außerdem können diese Tools von verschiedenen Gesundheitsfachkräften gemeinsam genutzt werden, wodurch die **Koordination der** Pflege erleichtert und Fehler aufgrund von Informationsmangel oder ineffizienter Kommunikation zwischen den Teams vermieden werden.

Telekonsultationen wiederum sind in der Palliativmedizin zu einer gängigen Praxis geworden, insbesondere vor dem Hintergrund, dass Patienten möglicherweise zu schwach sind, um zu reisen, oder wenn sie in geografisch abgelegenen Gebieten leben. Mithilfe von Videokonferenz-Tools können Patienten ihren Arzt oder Spezialisten aus der Ferne, von zu Hause oder einem Pflegezentrum aus, konsultieren. Dadurch kann eine **regelmäßige medizinische Betreuung** aufrechterhalten werden, selbst wenn Reisen schwierig oder unmöglich sind. Telekonsultationen bieten auch eine größere Flexibilität bei der Behandlung, da Behandlungen schnell angepasst oder dringende Bedürfnisse erfüllt werden können, ohne auf einen physischen Termin warten zu müssen.

Diese Fernkonsultationen sind kein Ersatz für persönliche Besuche, aber sie sind eine **wirksame Ergänzung** für Behandlungsanpassungen, den Austausch von Informationen oder Ratschläge zum Umgang mit Symptomen. Telekonsultationen bieten auch den Familien einen direkteren Zugang zu den Betreuern, da sie Fragen stellen oder Veränderungen im Zustand des Patienten melden können, während die Reisewege kurz gehalten werden. Darüber hinaus schaffen sie eine **Kontinuität der Pflege**, indem sie die Verbindung zwischen dem Patienten, seiner Familie und dem medizinischen Team aufrechterhalten und so das Gefühl von Sicherheit und Fürsorge stärken.

Schließlich sind auch **Kommunikations- und Koordinationsplattformen** wesentliche Instrumente zur Optimierung der Versorgung. In der Palliativmedizin ist es oft notwendig, mehrere Beteiligte zu koordinieren: Pfleger, Krankenschwestern, Ärzte, Sozialdienste und manchmal auch Freiwillige. Digitale Plattformen ermöglichen es diesen verschiedenen Berufsgruppen, Informationen in Echtzeit auszutauschen, auf die Krankenakten des Patienten zuzugreifen und die Entwicklung seines Gesundheitszustands zu verfolgen. Dies verringert das Risiko von Fehlern oder Verzögerungen bei der Pflege erheblich und sorgt für eine **bessere Kommunikation** zwischen den Teams. Diese Tools bieten auch die Möglichkeit, gemeinsame Terminkalender einzurichten, was die Planung von Besuchen, Eingriffen und Nachsorgemaßnahmen erleichtert und gleichzeitig Überschneidungen oder Vergessen vermeidet.

Einige Plattformen gehen noch einen Schritt weiter und integrieren **Telemonitoring-Lösungen**, die es ermöglichen, den Gesundheitszustand des Patienten aus der Ferne in Echtzeit zu verfolgen. Dazu gehören die Beobachtung der Vitalfunktionen, die Verwaltung von Infusionen zu Hause oder die Überwachung der Atmung bei unterstützten Patienten. Diese Technologien sind zwar anspruchsvoll, vereinfachen aber die Arbeit des Pflegepersonals und sorgen für eine kontinuierliche Betreuung, auch außerhalb der Besuchszeiten. Im Notfall ermöglichen automatische Alarmmeldungen ein schnelles Eingreifen und erhöhen so die Sicherheit des Patienten zu Hause.

- **Innovationen bei der Komfortausstattung**
  - Neue Ausrüstungen und technologische Geräte zur Verbesserung der Lebensqualität von Patienten (Pflegebetten, Anti-Dekubitus-Geräte usw.).

Neue technische Geräte und Ausrüstungen spielen eine entscheidende Rolle bei der Verbesserung der Lebensqualität von Palliativpatienten, insbesondere wenn die Mobilität eingeschränkt ist und die Pflege komplexer wird. Diese Technologien zielen darauf ab, mehr Komfort zu bieten, Komplikationen aufgrund längerer Immobilität zu verhindern und die Autonomie und Würde der Patienten so weit wie möglich zu erhalten. Zu den wichtigsten Innovationen gehören **Pflegebetten, Anti-Dekubitus-Geräte** sowie andere ergonomische und vernetzte Geräte, die die Pflege an die spezifischen Bedürfnisse jedes einzelnen Patienten anpassen und gleichzeitig die Arbeit des Pflegepersonals erleichtern.

Das **Pflegebett** ist zweifellos eines der wesentlichsten Hilfsmittel bei der Betreuung von Patienten am Lebensende. Diese Betten sind so konzipiert, dass sie sowohl dem Patienten optimalen Komfort als auch dem Pflegepersonal eine wertvolle Unterstützung bieten. Sie ermöglichen es, **die Position des Patienten zu verändern**, indem verschiedene Teile des Bettes (Kopf, Beine, Becken) angehoben oder abgesenkt werden, um Verspannungen zu lindern und Druckstellen zu reduzieren, und erleichtern gleichzeitig die Hygiene und Mobilisierung. Die Höhenverstellbarkeit des Bettes ermöglicht es dem Pflegepersonal außerdem, auf einer ergonomischen Höhe zu arbeiten, wodurch das Risiko von Rückenverletzungen bei der Pflege verringert wird.

Moderne Pflegebetten sind mit **elektrischen Steuerungen** ausgestattet, die für den Patienten oder das Pflegepersonal leicht zu bedienen sind und eine sanfte Anpassung der Positionen ermöglichen, ohne dass der Patient manuell mobilisiert werden muss. Diese Technologie verbessert nicht nur den Komfort, sondern ermöglicht es dem Patienten auch, eine gewisse **Kontrolle** über seine Position zu behalten, was besonders für diejenigen wichtig ist, die unter chronischen Schmerzen oder Atembeschwerden leiden. Beispielsweise kann ein Patient mit Dyspnoe (Atemnot) die Neigung des Kopfes leicht anpassen, um bequemer zu atmen. Diese Anpassungen verringern die Notwendigkeit, den Patienten körperlich zu manipulieren, was dem Risiko von Schmerzen oder Unwohlsein vorbeugt.

Ein weiteres Gerät, das für die Lebensqualität immobilisierter Patienten von entscheidender Bedeutung ist, ist die **Anti-Dekubitus-Ausrüstung**. Druckgeschwüre, auch Dekubitus genannt, entstehen, wenn der Patient zu lange in derselben Position verharrt und dabei einen kontinuierlichen Druck auf bestimmte Körperteile ausübt. Um diesen schmerzhaften und oft schwer zu behandelnden Wunden vorzubeugen, sind **Antidekubitusmatratzen** zu unverzichtbaren Verbündeten geworden. Diese Matratzen, die häufig aus Materialien mit Formgedächtnis bestehen oder mit Wechsellufttechnologien ausgestattet sind, verteilen den Druck gleichmäßig über den gesamten Körper. Sie entlasten gefährdete Bereiche wie Fersen,

Kreuzbein und Hüften, indem sie die Gewichtsverteilung des Patienten kontinuierlich anpassen.

Wechselluftmatratzen sind besonders effektiv, da sie mit einem System von aufblasbaren Zellen funktionieren, die in regelmäßigen Abständen gefüllt und entleert werden und so die Druckpunkte verändern, ohne dass der Patient körperlich bewegt werden muss. Diese Technologie verhindert das Auftreten von Druckgeschwüren und bietet gleichzeitig einen optimalen Komfort. Darüber hinaus können einige Geräte an das Gewicht, die Morphologie oder den Schweregrad des Zustands des Patienten angepasst werden, wodurch eine individuelle und proaktive Pflege gewährleistet wird.

Neben Betten und Matratzen sind auch **Transfer- und Mobilisierungshilfen** von entscheidender Bedeutung, um die Lebensqualität der Patienten zu verbessern und gleichzeitig die Arbeit des Pflegepersonals zu erleichtern. Patientenlifter beispielsweise ermöglichen es, einen Patienten von einem Bett in einen Stuhl oder von einer liegenden in eine sitzende Position zu versetzen, ohne dass der Patient oder die Pflegekraft dabei verletzt werden. Diese Geräte, die mit sicheren Gurten ausgestattet sind, sorgen für eine sanfte und stabile Handhabung, was besonders für Patienten mit Schmerzen oder extremer Schwäche wichtig ist. Durch die Reduzierung ruckartiger Bewegungen oder manueller Manipulationen bewahren diese Vorrichtungen die Würde des Patienten, der nicht länger unbequeme oder ungeschickte Bewegungen über sich ergehen lassen muss.

Auch **ergonomische Rollstühle** werden immer innovativer und bieten modulare Funktionen, um den Komfort des Patienten zu erhöhen. Einige Rollstühle sind mit elektrischen Verstellsystemen ausgestattet, mit denen die Neigung der Rückenlehne, die Position der Beine oder die Höhe des Sitzes an die Bedürfnisse des Patienten angepasst werden können. Diese Sessel sind so konzipiert, dass sie sowohl im Haus als auch im Freien verwendet werden können. So kann der Patient seine Mobilität erhalten und Aktivitäten außerhalb des Bettes genießen, während der Druck auf empfindliche Körperbereiche verringert wird. Diese Innovationen sorgen nicht nur für körperlichen Komfort, sondern stärken auch das Gefühl der Autonomie und der aktiven Teilnahme am täglichen Leben, selbst wenn der Patient schwer geschwächt ist.

Auch **vernetzte** Technologien beginnen, eine zunehmend wichtige Rolle bei der Verbesserung der Lebensqualität von Palliativpatienten zu spielen. Mithilfe von **vernetzten Gesundheitssensoren** können beispielsweise die Vitalparameter des Patienten (Blutdruck, Sauerstoffsättigung, Herzfrequenz usw.) in Echtzeit überwacht werden. Diese Daten, die über spezielle Apps direkt an das Pflegepersonal übermittelt werden, ermöglichen es, die Entwicklung des Gesundheitszustands des Patienten zu verfolgen, ohne dass vermehrt körperliche Untersuchungen durchgeführt werden müssen. Diese Fernüberwachung ist besonders für Patienten zu Hause nützlich, da sie eine schnelle Reaktion auf Anomalien ermöglicht und gleichzeitig invasive Eingriffe verringert.

Fernüberwachungssysteme können auch **Bewegungs-** oder **Positionssensoren** in Betten umfassen, die das Pflegepersonal alarmieren, wenn der Patient versucht, allein aufzustehen, oder wenn er eine Position einnimmt, die einen Sturz oder Unfall verursachen könnte. Diese Systeme erhöhen die Sicherheit des Patienten und ermöglichen es dem Pflegepersonal gleichzeitig, bei Bedarf sofort einzugreifen, ohne den Patienten ständig überwachen zu müssen, was den Stress für die Familien und das Pflegepersonal verringert.

Andere technologische Innovationen wie **Sprachkommunikationssysteme** ermöglichen es bettlägerigen Patienten, eine Form der Interaktion mit ihren Betreuern und Angehörigen aufrechtzuerhalten, selbst wenn sie bewegungsunfähig oder zu schwach sind, um sich zu bewegen. Diese Geräte können mit der Stimme gesteuert werden, sodass der Patient leicht Hilfe anfordern oder kommunizieren kann, was ihre Autonomie trotz körperlicher Einschränkungen stärkt.

Beispielsweise kann ein Patient um Hilfe bitten, um seine Position im Bett zu verstellen oder ein Licht einzuschalten, ohne sich bewegen oder Handsteuerungen verwenden zu müssen.

- **Künstliche Intelligenz und prädiktive Analyse in der Palliativmedizin**
  - Wie kann KI dabei helfen, die Bedürfnisse von Patienten vorauszusehen und die Pflege proaktiv anzupassen?

Künstliche Intelligenz (KI) revolutioniert das Gesundheitswesen, auch in der Palliativmedizin, indem sie leistungsfähige Möglichkeiten bietet, **die Bedürfnisse von Patienten vorauszusehen** und **die Pflege proaktiv anzupassen**. Dank ihrer Fähigkeit, große Datenmengen in Echtzeit zu analysieren, ermöglicht die KI ein besseres Verständnis der Entwicklung des Gesundheitszustands von Patienten, die Vorhersage zukünftiger Symptome und die individuelle Anpassung der Pflege an jedes einzelne Individuum. KI wird allmählich in den Alltag der Pflegeteams integriert und hilft ihnen dabei, genauere Entscheidungen zu treffen und schneller zu handeln, um die Lebensqualität der Patienten zu verbessern - oft in kritischen Momenten.

Eine der wichtigsten Möglichkeiten, wie die KI dabei helfen kann, die Bedürfnisse von Patienten vorauszusehen, ist durch ihre **prädiktive Analyse**. Durch das kontinuierliche Sammeln und Analysieren von Patientendaten - wie Vitalparameter, Krankengeschichte, laufende Behandlungen oder Schmerz- und Symptommuster - kann die KI **Trends** erkennen, die für das bloße Auge **unsichtbar sind**. Wenn eine KI beispielsweise den Schmerzverlauf eines Patienten verfolgt, kann sie eine Intensivierung der Symptome in den nächsten Tagen vorhersagen, sogar bevor der Patient eine deutliche Verschlechterung verspürt. Diese Vorhersagen ermöglichen es dem Pflegepersonal, **die Behandlung** präventiv **anzupassen**, indem es die Dosis des

Schmerzmittels erhöht, das Medikament wechselt oder zusätzliche Pflege wie nicht-medikamentöse Therapien anbietet.

Die KI kann auch **Risikofaktoren erkennen**, denen das medizinische Personal bei einer herkömmlichen menschlichen Beobachtung vielleicht nicht genügend Aufmerksamkeit schenken würde. Beispielsweise kann KI durch die Analyse von Daten, die mit den Bewegungen des Patienten, seiner Herzfrequenz oder seinen Atemmustern zusammenhängen, frühe Anzeichen von Komplikationen wie Atem- oder Herzstörungen erkennen, noch bevor diese klinisch auffällig werden. Diese Fähigkeit, Probleme zu antizipieren, ermöglicht ein proaktives Eingreifen und verhindert so, dass sich der Gesundheitszustand des Patienten verschlechtert. Durch das frühzeitige Handeln reduziert die KI nicht nur das Leiden des Patienten, sondern vermeidet auch ungeplante Krankenhauseinweisungen oder Notfalleingriffe.

KI spielt auch eine Schlüsselrolle bei der **Behandlungssteuerung** in der Palliativmedizin, wo Patienten oft komplexe Medikamentenprotokolle erhalten. Mithilfe von KI können Pflegekräfte **maßgeschneiderte Empfehlungen** erhalten, die auf den spezifischen Bedürfnissen des Patienten basieren. Die KI analysiert die möglichen Wechselwirkungen zwischen den verschiedenen verschriebenen Medikamenten, ihre Wirksamkeit auf der Grundlage vorhandener Daten und mögliche Nebenwirkungen. Je nach Reaktion des Patienten kann die KI Anpassungen der Behandlung vorschlagen, wodurch die Wirksamkeit optimiert und gleichzeitig die Nebenwirkungen minimiert werden. Diese Personalisierung der Pflege ist in der Palliativmedizin von entscheidender Bedeutung, da jeder Patient je nach seinem allgemeinen Gesundheitszustand, seiner Toleranz gegenüber der Behandlung und dem Fortschreiten der Krankheit unterschiedlich auf Medikamente reagiert.

Ein weiterer Bereich, in dem die KI ihre Wirksamkeit **unter Beweis stellt, ist die Prävention von Komplikationen, die durch Immobilität entstehen**. Beispielsweise können KI-Algorithmen, die in Verbindung mit vernetzten Sensoren (die in

Betten oder direkt am Patienten angebracht sind) eingesetzt werden, die **Position** und die **Bewegungen** des Patienten analysieren, um das Auftreten von Druckgeschwüren vorherzusagen. Wenn die KI eine längere Immobilität oder zu starke Druckstellen erkennt, warnt sie das Pflegepersonal, dass es an der Zeit ist, den Patienten neu zu positionieren oder die Einstellungen der Anti-Dekubitus-Matratze zu ändern. Diese Art der proaktiven Unterstützung verbessert die Prävention von Druckwunden, die oft schmerzhaft und schwer zu behandeln sind, indem sie eingreift, bevor sie sich entwickeln.

KI-Tools können auch **das Schmerzmanagement** in Echtzeit **verbessern**. Durch die Kombination von Technologien wie Gesichtserkennung und biometrischer Analyse ist KI in der Lage, **nonverbale Anzeichen von Schmerzen zu erkennen**, selbst bei Patienten, die sich nicht **verbal** ausdrücken können. Durch die Analyse von Gesichtsausdrücken, Atmungsmustern oder Muskelspannung kann ein KI-System beispielsweise das Pflegepersonal auf zunehmende Schmerzen aufmerksam machen, sodass die Schmerztherapie sofort angepasst werden kann. Diese automatisierte Überwachung ist besonders wertvoll bei Patienten am Lebensende, die oft zu schwach oder zu müde sind, um ihre Schmerzen zu melden, deren Bedarf an Schmerzmanagement jedoch nach wie vor von größter Bedeutung ist.

Darüber hinaus erleichtert KI auch die **Koordination der Pflege** zwischen verschiedenen medizinischen Teams und unterstützenden Diensten. Durch die Analyse von Daten, die von Ärzten, Krankenpflegern, Pflegehelfern und anderen Gesundheitsfachkräften gemeinsam genutzt werden, können KI-Systeme Lücken in der Pflege erkennen oder auf der Grundlage der gesammelten Beobachtungen Anpassungen vorschlagen. Wenn ein Arzt beispielsweise eine medikamentöse Behandlung anpasst, kann die KI die Pflegekräfte schnell über die neuen Anweisungen informieren und warnen, wenn eine Wechselwirkung mit einer anderen Behandlung festgestellt wird. Diese Fähigkeit, alle Patientendaten in Echtzeit **zu zentralisieren**

und zu analysieren, ermöglicht eine reibungslosere, einheitlichere und fehlerfreie Pflege.

Schließlich spielt die KI auch eine Rolle bei der **psychologischen Betreuung** von Patienten. Durch die Analyse von Gesprächen zwischen Patienten und Pflegepersonal oder die Beobachtung der Gewohnheiten des Patienten kann eine KI frühe Anzeichen von **Angst** oder **Depressionen** erkennen - emotionale Zustände, die bei Palliativpatienten häufig vorkommen. Indem die KI diese Zustände dem Pflegeteam meldet, kann dieses schnell handeln und geeignete Maßnahmen vorschlagen: sei es psychologische Unterstützung, der Besuch eines ehrenamtlichen Helfers oder eine Anpassung der medikamentösen Behandlung zur Linderung von Ängsten. Diese Art der psychologischen Überwachung verbessert nicht nur das Wohlbefinden des Patienten, sondern fördert auch eine ganzheitlichere und menschlichere Betreuung, die die emotionalen und mentalen Dimensionen des Lebensendes berücksichtigt.

Kapitel 6

Die Bedeutung von Freiwilligenarbeit und nicht-medizinischen Interventionen

- **Die Rolle von Freiwilligen in der Palliativmedizin**
  - Beitrag der Freiwilligen: moralische Begleitung, praktische Hilfe, Unterstützung der Familien.

Der **Beitrag von Freiwilligen** in der Palliativmedizin ist von unschätzbarem Wert. Ihre Anwesenheit bietet eine zusätzliche Unterstützung zu der des Pflegeteams, indem sie moralische Begleitung, praktische Hilfe und eine wesentliche Unterstützung für die Familien bieten. Freiwillige Helfer werden mit uneigennützigem Wohlwollen tätig, angetrieben von dem Wunsch, Patienten und ihren Angehörigen, die oftmals mit Momenten großer Verletzlichkeit konfrontiert sind, Zeit und Aufmerksamkeit zu schenken. Ihre Rolle, die weit über eine einfache praktische Geste hinausgeht, beruht auf Zuhören, menschlicher Begleitung und tröstlicher Präsenz.

Die **moralische Begleitung** von Patienten ist zweifellos einer der wertvollsten Aspekte des Beitrags von Freiwilligen. Im Gegensatz zu Pflegekräften, die sich oft auf die medizinischen und technischen Aspekte der Pflege konzentrieren, können Freiwillige einen **Raum für Zuhören** und rein menschliche Präsenz bieten. Ihr Austausch mit den Patienten ist nicht an die körperliche Pflege gebunden, wodurch eine andere Beziehung entsteht, die auf Komplizenschaft, Vertrauen und Teilen beruht. Sie spenden **Trost**, indem sie einfach da sind und sich die Gedanken, Erinnerungen oder Sorgen der Patienten anhören, ohne zu urteilen oder zu überstürzen. Für einen Patienten am Lebensende kann das Gespräch mit einem ehrenamtlichen Helfer eine wahre Wohltat sein, da diese Momente des Austauschs Wärme und Aufmerksamkeit vermitteln und die Einsamkeit, die in dieser Lebensphase oft empfunden wird, durchbrechen.

Die Tatsache, dass die Freiwilligen oft aus dem rein medizinischen Rahmen herausgelöst sind, bietet den Patienten einen Freiraum, in dem sie persönliche oder intime Themen ansprechen können, die sie sich vielleicht nicht trauen würden, mit dem Pflegepersonal oder sogar ihren Angehörigen zu teilen. Manche Patienten nutzen diese Momente, um über ihre Ängste oder spirituellen Fragen zu sprechen oder einfach nur

Erinnerungen wachzurufen, die ihnen am Herzen liegen. Indem sie ein offenes Ohr anbieten und diese Gespräche akzeptieren, ohne zu versuchen, einzugreifen oder zu urteilen, ermöglichen es die Freiwilligen den Patienten, **ihre Emotionen** besser zu verarbeiten, sich in ihrer Menschlichkeit anerkannt zu fühlen und in den Worten eine Beruhigung zu finden.

Neben dieser moralischen Begleitung leisten Freiwillige auch **praktische Hilfe** für die Patienten. Ihr Einsatz kann aus kleinen alltäglichen Aufgaben bestehen, die zwar einfach sind, aber die emotionale und körperliche Belastung des Patienten erheblich erleichtern. Sie können dem Patienten z. B. helfen, Briefe zu schreiben, Fotoalben zu organisieren, Telefonate zu führen oder leichte Haushaltsarbeiten zu erledigen, wenn der Patient zu Hause ist. Diese Gesten sind zwar klein, wirken sich aber direkt auf die Lebensqualität des Patienten aus, da sie ihm helfen, eine Art Routine aufrechtzuerhalten, mit seinen Angehörigen in Verbindung zu bleiben oder eine angenehme Lebensumgebung zu bewahren.

Freiwillige Helfer können auch **Freizeitaktivitäten** anbieten, die den Patienten Freude bereiten, wie Vorlesen, Gesellschaftsspiele, Musikhören oder sogar kurze Spaziergänge mit dem Patienten, wenn es sein Zustand zulässt. Diese Momente der Aktivität ermöglichen es dem Patienten, sich von der Krankheit abzulenken, die Schwere des Alltags zu lindern und sich wieder mit Quellen der Freude zu verbinden, so einfach sie auch sein mögen. Durch das Angebot dieser Auszeiten tragen die Freiwilligen dazu bei, das psychische Wohlbefinden des Patienten zu verbessern, indem sie ihm inmitten einer Zeit, die oft von Schmerzen oder Sorgen geprägt ist, Momente der **Leichtigkeit und Freude** schenken.

Neben der direkten Unterstützung der Patienten leisten Freiwillige auch **wertvolle Hilfe für die Familien**. Die Angehörigen von Palliativpatienten sind oft von Müdigkeit, emotionalem Stress und der Last der Begleitung überwältigt. In diesem Zusammenhang wirkt die Anwesenheit von Freiwilligen wie eine Erleichterung, eine Art **Atempause** für die Familien. Indem sie Zeit mit dem Patienten verbringen, ermöglichen die Freiwilligen den Angehörigen, einen Moment für sich selbst zu haben, um sich auszuruhen, neue Kraft zu schöpfen oder sich einfach um Aufgaben zu kümmern, die sie aufgrund der Krankheit vernachlässigt hätten. Diese logistische Unterstützung ist zwar diskret, aber oft ein Rettungsanker für die Familien, die sich manchmal durch körperliche und emotionale Erschöpfung überfordert fühlen.

Freiwillige spielen auch eine Rolle als **emotionale Stütze** für die Familien. Sie sind da, um den Angehörigen zuzuhören, sie zu beruhigen und sie in Momenten des Zweifels oder der Trauer zu begleiten. Indem sie mit den Familien sprechen, ermutigende Worte anbieten oder einfach nur zuhören, ohne zu urteilen, helfen Freiwillige, die emotionale Belastung der Angehörigen zu verringern, indem sie es ihnen ermöglichen, ihren Schmerz, ihre Angst oder ihre Müdigkeit zu teilen. Diese psychologische und moralische Unterstützung hilft den Familien oft dabei, die Situation besser zu akzeptieren und diese schwierige Zeit mit etwas mehr Gelassenheit zu überstehen.

Manchmal sind Freiwillige auch dazu da, den **Dialog zwischen dem Patienten und seinen Angehörigen** zu erleichtern, insbesondere wenn die Kommunikation schwierig oder mit zu starken Emotionen belastet ist. Sie können zu Gesprächen ermutigen, gemeinsame Momente vorschlagen oder einfach ein stiller Vermittler sein, der es den Familien ermöglicht, sich zu öffnen. Diese Rolle des Vermittlers ist von entscheidender Bedeutung, da sie manchmal Spannungen abbauen oder komplexe emotionale Situationen lösen kann, indem sie einen ruhigeren Rahmen für den familiären Austausch bietet.

- **Kunsttherapie, Musiktherapie und andere ergänzende Therapien**
    - Nichtmedizinische Interventionen, die das Wohlbefinden der Patienten verbessern (Kunst, Musik, Tiervermittlung).

Nicht-medizinische Interventionen in der Palliativmedizin spielen eine wesentliche Rolle bei der Verbesserung des Wohlbefindens der Patienten, indem sie Momente des Trostes, der Entspannung und des Vergnügens bieten, die es ermöglichen, die mit dem Lebensende verbundenen Schmerzen und Ängste zu überwinden. Diese Interventionen, die Praktiken wie **Kunsttherapie, Musik** oder **Tiervermittlung** beinhalten, bringen eine menschliche und emotionale Dimension in die Pflege ein und bieten den Patienten eine Form der Unterstützung, die über die physische und medizinische Versorgung hinausgeht. Sie bereichern die ganzheitliche Betreuung des Patienten, indem sie eine mentale Beruhigung, eine Wiederverbindung mit sich selbst und anderen fördern und dank ihrer therapeutischen Kraft manchmal sogar körperliche Symptome lindern.

Die **Kunsttherapie** ist eine der wirksamsten nichtmedizinischen Interventionen zur Verbesserung des psychologischen Wohlbefindens von Palliativpatienten. Durch Kunst, sei es Malen, Zeichnen, Modellieren oder Schreiben, können Patienten ihre Gefühle, Gedanken und Ängste auf eine nonverbale Art und Weise ausdrücken, die oftmals befreiender ist als das gesprochene Wort. Für Patienten am Lebensende, die mit komplexen Gefühlen wie Angst, Traurigkeit oder auch Wut angesichts der Krankheit konfrontiert sind, bietet die Kunsttherapie einen sicheren Raum, in dem sie diese Emotionen in Formen, Farben oder Worte umsetzen können. Dieser kreative Prozess **lindert** nicht nur **emotionale Spannungen**, sondern verbindet den Patienten auch wieder mit einer Form von Vitalität, indem er ihm die Möglichkeit gibt, **sich** trotz der Krankheit **voll auszudrücken**.

Die Kunsttherapie hat auch den Vorteil, dass sie Momente der **Entspannung** und der **positiven Konzentration** bietet. Für einen Patienten, der sich angesichts der Verschlechterung seines körperlichen Zustands möglicherweise hilflos fühlt, stellt das künstlerische Schaffen einen Moment dar, in dem er die Kontrolle zurückgewinnt, in dem er Farben und Formen wählen und etwas Persönliches zum Leben erwecken kann. Dieser kreative Akt stärkt das Gefühl der Autonomie und Würde des Patienten und wirkt gleichzeitig beruhigend. Außerdem hilft die Kunst, sich auf den gegenwärtigen Moment zu konzentrieren, wodurch ängstliche Gedanken an Krankheit oder Tod vorübergehend in weite Ferne rücken.

Musik, insbesondere Musiktherapie, ist eine weitere nichtmedizinische Intervention, die aufgrund ihrer **positiven Auswirkungen auf das Wohlbefinden** von Palliativpatienten weithin anerkannt ist. Musik hat eine tiefe emotionale Kraft: Sie berührt Teile der Seele, die Worte nicht erreichen können, und ermöglicht es, einen Raum des **Trostes** und der **Gelassenheit** zu schaffen. Patienten können Musikstücke hören, die sie an glückliche Momente erinnern oder sie beruhigen, oder an Musiktherapiesitzungen teilnehmen, bei denen die Musik aktiver eingesetzt wird, durch Singen, Trommeln oder auch nur durch bewusstes Zuhören.

Musik hilft auch, **Stress und Ängste** der Patienten zu **reduzieren**. Studien haben gezeigt, dass sanfte oder entspannende Musik den Blutdruck senken, die Herzfrequenz verlangsamen und durch die Freisetzung von Endorphinen das Schmerzempfinden verringern kann. Außerdem bietet sie eine Möglichkeit, **Emotionen zu kanalisieren**, indem sie einen Raum zum Ausdruck bringt, wo manchmal die Worte fehlen. Für Patienten am Lebensende, die vielleicht Schwierigkeiten haben, zu kommunizieren oder ihre Ängste auszudrücken, wird die Musik zu einem Werkzeug, um sich wieder mit sich selbst und anderen zu verbinden und eine friedlichere Umgebung zu schaffen, die der Entspannung förderlich ist.

Neben ihren emotionalen Vorteilen hat Musik auch Auswirkungen auf das **körperliche Wohlbefinden**. Sie kann helfen, körperliche Symptome wie Schmerzen oder Schlaflosigkeit zu lindern.

Ruhige, beruhigende Rhythmen können einen erholsameren Schlaf fördern, während anregende Musik selbst bei den am stärksten geschwächten Patienten für Momente des Aufwachens und der Energie sorgen kann. Alles in allem schafft die Musiktherapie eine beruhigende sensorische Umgebung, die dazu beiträgt, die Lebensqualität der Patienten zu verbessern, indem sie ihnen Momente des Vergnügens, der Flucht und der Entspannung bietet.

Die **Tiervermittlung**, oft auch als Tiertherapie bezeichnet, ist eine weitere nichtmedizinische Intervention, die sich nachweislich positiv auf das Wohlbefinden von Patienten auswirkt, insbesondere in der Palliativmedizin. Die Anwesenheit von **Haustieren**, wie Hunden, Katzen oder in manchen Kontexten auch Pferden, sorgt für unmittelbaren emotionalen Trost. Der Kontakt mit einem Tier, sei es das Streicheln eines Hundes oder das Halten einer Katze auf dem Schoß, setzt Wohlfühlhormone wie Oxytocin frei, die Stress abbauen und ein Gefühl der **Ruhe** und **Fülle** fördern.

Tiere bringen auch eine **beruhigende** und bedingungslose **Präsenz** mit sich, ohne Urteile oder Erwartungen. Sie bieten eine warme und instinktive Interaktion, die besonders wichtig für Patienten ist, die sich isoliert oder von ihren Angehörigen getrennt fühlen können. Die bloße Anwesenheit eines Tieres kann Gefühle der Einsamkeit verringern und **emotionalen Trost** spenden. Außerdem kann sich der Patient durch die Beziehung zu einem Tier auf ein Lebewesen außerhalb seiner selbst konzentrieren, wodurch die Aufmerksamkeit von der Krankheit und den körperlichen Leiden abgelenkt wird. Die emotionale Bindung an ein Tier kann auch glückliche Erinnerungen wachrufen und sanfte Momente in einem Alltag schaffen, der oft von Ungewissheit geprägt ist.

Tiermediationssitzungen bringen auch **körperliche Vorteile** mit sich, insbesondere indem sie die Patienten dazu ermutigen, sich mehr zu bewegen, zu gehen oder sich zu strecken, wenn sie mit dem Tier interagieren. Diese Bewegungen, auch wenn sie nur leicht sind, wirken sich positiv auf die Durchblutung aus und helfen, Komplikationen aufgrund von Immobilität zu verhindern. Die Tiermediation hilft auch dabei, die Stimmung der Patienten zu verbessern, indem sie positive Emotionen wie Freude und Spaß anregt, die in palliativmedizinischen Kontexten manchmal nicht vorhanden sind. Diese mit Tieren geteilten Momente können sogar die **Kommunikation** zwischen Patienten und Pflegekräften oder Familien fördern, indem sie Momente der Geselligkeit und des Austauschs schaffen.

Kapitel 7

Schwierige Kommunikation in der Palliativmedizin

- **Heikle Themen mit Patienten und ihren Familien ansprechen**
    - Wie kann man auf respektvolle und einfühlsame Weise über den Tod, Optionen am Lebensende und Behandlungsgrenzen sprechen?

Das Gespräch über den **Tod**, die **Optionen am Lebensende** und die **Grenzen der Behandlung** ist einer der heikelsten und sensibelsten Momente in der Palliativmedizin. Das Ansprechen dieser Themen erfordert ein hohes Maß an **Einfühlungsvermögen**, tiefen Respekt vor der einzigartigen Erfahrung des Patienten und eine klare, aber **behutsame** Kommunikation. Es geht darum, dem Patienten zu helfen, seine Optionen zu verstehen, informierte Entscheidungen zu treffen und dabei sein Tempo, seine Emotionen und seine Überzeugungen zu respektieren. Eine solche Diskussion darf niemals aufgezwungen werden, sondern muss in einer Atmosphäre des **Vertrauens** stattfinden, in der der Patient sich angehört, verstanden und in seinen Entscheidungen respektiert fühlt.

Zunächst einmal ist es von entscheidender Bedeutung, **dem Patienten zuzuhören**, bevor das Thema Tod direkt angesprochen wird. Der Patient muss das Gefühl haben, dass seine Bedenken gehört werden, dass seine Ängste und Zweifel berücksichtigt werden. Anstatt das Gespräch abrupt zu beginnen, ist es oft effektiver, offene Fragen zu stellen, die den Patienten dazu auffordern, sich über seine Gefühle und seine Erwartungen an die weitere Versorgung zu äußern. Fragen wie "Wie fühlen Sie sich in Bezug auf Ihre derzeitige Situation?" oder "Haben Sie Bedenken, was in den nächsten Wochen oder Monaten passieren könnte?" ermöglichen beispielsweise eine offene Diskussion, bei der der emotionale Rahmen des Patienten gewahrt bleibt. Dies zeigt auch, dass die Pflegekraft bereit ist, zuzuhören, ohne das Gespräch zu bewerten oder zu lenken.

Sobald der Patient sich geäußert hat, wird es möglich, die **Optionen am Lebensende** expliziter anzusprechen. Es ist wichtig, die verschiedenen Möglichkeiten zu erläutern, die ihm zur Verfügung stehen, insbesondere in Bezug auf

Palliativmedizin, Schmerzbehandlung und Komfortpflege. Einer der wichtigsten Punkte ist es, klarzustellen, dass das Ziel der Palliativmedizin nicht darin besteht, das Leben unnötig zu verlängern oder den Tod zu beschleunigen, sondern darin, in den letzten Momenten ein Höchstmaß an Lebensqualität zu bieten. Es geht darum, körperliches und emotionales Leiden zu lindern und dabei die Entscheidungen und Prioritäten des Patienten zu respektieren. Indem die Pflegekraft dies **einfach** und **klar** erklärt, ermöglicht sie dem Patienten, die Herausforderungen besser zu verstehen, ohne sich von Fachbegriffen oder abstrakten Konzepten überfordert zu fühlen.

Es ist auch entscheidend, mit einem ehrlichen, aber behutsamen Ansatz über die **Grenzen der Behandlung zu** sprechen. Der Patient und oft auch seine Angehörigen können versucht sein, schwere Behandlungen fortsetzen zu wollen, in der Hoffnung auf eine unwahrscheinliche Heilung. Der Umgang mit diesem Thema erfordert ein hohes Maß an **Transparenz**: Es ist wichtig, die Wahrheit darüber zu sagen, was die Medizin tun kann oder nicht mehr tun kann, und gleichzeitig die Hoffnungen und Überzeugungen des Patienten zutiefst **zu respektieren**. Wenn man z. B. erklärt, dass bestimmte Behandlungen zwar das Leben geringfügig verlängern können, aber auch die Gefahr besteht, dass sie mehr Leiden verursachen oder die Qualität der letzten Momente mindern, ist dies eine Möglichkeit, den Patienten in die Lage zu versetzen, fundierte Entscheidungen zu treffen.

Bei diesen Gesprächen ist es von grundlegender Bedeutung, dem Patienten **die Kontrolle** über seine Entscheidungen zu überlassen. Jeder Mensch erlebt das Lebensende anders und es gibt keine allgemeingültige Antwort auf die Frage, wie man mit dieser Zeit umgehen sollte. Manche Patienten möchten vielleicht alles über ihren Zustand wissen, während andere es vorziehen, nicht ins Detail zu gehen. Wieder andere möchten bei den Entscheidungen über ihre Behandlung aktiv bleiben, während manche diese Entscheidungen an ihre Angehörigen oder das Pflegepersonal delegieren möchten. Die Rolle des Behandlungsteams besteht darin, **sich** auf diese Präferenzen **einzustellen**, indem es klare

Informationen anbietet und gleichzeitig das Maß an Beteiligung respektiert, das der Patient wünscht. Das bedeutet, bereit zu sein, im Gespräch zurückzustecken, wenn der Patient Anzeichen von Unbehagen zeigt, oder die Optionen zu vertiefen, wenn er mehr wissen möchte.

Empathie spielt hier eine Schlüsselrolle. Der Umgang mit dem Tod kann eine Vielzahl von emotionalen Reaktionen auslösen: Angst, Wut, Trauer, manchmal auch Erleichterung. Der Pfleger muss in der Lage sein, diese Emotionen zu akzeptieren und zu begleiten, ohne zu versuchen, sie zu korrigieren oder zu verharmlosen. Einem Patienten zu sagen, dass es "normal ist, Angst zu haben" oder "es verständlich ist, wütend zu sein", ist eine Art, seine Gefühle zu bestätigen und ihm zu zeigen, dass er das Recht hat, sie ohne Scham oder Schuldgefühle zu empfinden. Es geht auch darum, einen **sicheren Raum zu** schaffen, in dem sich der Patient frei fühlt, seine Gefühle auszudrücken, ohne befürchten zu müssen, missverstanden oder verurteilt zu werden.

Darüber hinaus muss der Pfleger auch bereit sein, auf **existenzielle** oder **spirituelle Fragen einzugehen**, die beim Gespräch über den Tod auftauchen können. Manche Patienten möchten darüber sprechen, was ihrer Meinung nach nach dem Tod kommt, andere müssen darüber nachdenken, wie sie beerdigt werden möchten, oder wie sie sich von ihren Angehörigen verabschieden wollen. Diese Themen sind zwar heikel, aber für Patienten am Lebensende oft sehr wichtig, da sie es ermöglichen, den Tod nicht nur als biologisches Phänomen, sondern auch als zutiefst **menschlichen** und **spirituellen** Moment zu betrachten. Die Offenheit für diese Gespräche ermöglicht es dem Patienten, dem, was er erlebt, einen Sinn zu geben und sich mit mehr **Gelassenheit** auf diesen Schritt vorzubereiten.

Es ist auch von entscheidender Bedeutung, die **Familie** in diese Gespräche einzubeziehen, wenn dies vom Patienten gewünscht wird. Die Angehörigen können andere Vorstellungen oder Erwartungen haben, und es ist manchmal schwierig, ihre Wünsche mit denen des Patienten in Einklang zu bringen. Als

Pflegekraft ist es wichtig, die Kommunikation zwischen dem Patienten und seinen Angehörigen zu erleichtern, indem man ihnen hilft, ihre Bedenken zu äußern und die Wünsche des Patienten zu respektieren. Durch diese **Vermittlung** können oft Spannungen abgebaut, Missverständnisse geklärt und die Familie in die Lage versetzt werden, den Patienten bei seinen Entscheidungen am Lebensende voll und ganz zu unterstützen.

Schließlich ist es wichtig, daran zu erinnern, dass diese Gespräche über einen **längeren** Zeitraum geführt werden müssen. Die Auseinandersetzung mit dem Tod und den Grenzen der Behandlung ist kein Gespräch, das man in einem Zug führen kann. Der Patient braucht möglicherweise Zeit, um nachzudenken, Fragen zu stellen, seine Meinung zu ändern oder bestimmte Aspekte zu vertiefen. Es ist daher sehr wichtig, **verfügbar zu** bleiben, diese Themen immer wieder behutsam aufzugreifen und dem Patienten den nötigen Raum zu geben, um seine Entscheidungen reifen zu lassen.

- **Umgang mit Familien, die mit medizinischen Entscheidungen nicht einverstanden sind**
    - Techniken der Mediation und des Konfliktmanagements, um Spannungen zwischen es und Pflegeteams abzubauen.

Mediations- und Konfliktmanagementtechniken sind in der Palliativmedizin unerlässlich, um eine reibungslose Kommunikation aufrechtzuerhalten und Spannungen zwischen Pflegeteams, Pflegekräften (PK) und manchmal sogar den Familien der Patienten abzubauen. In diesen Kontexten kochen die Emotionen oft hoch, Entscheidungen können bedeutungsschwer sein und die Prioritäten der einzelnen Akteure können voneinander abweichen. Ziel der Mediation und des Konfliktmanagements ist es, **Spannungen vorzubeugen, das gegenseitige Verständnis zu fördern** und sicherzustellen, dass der Patient im Mittelpunkt steht - in einer Atmosphäre der respektvollen und wohlwollenden Zusammenarbeit.

Eines der ersten Instrumente zur Konfliktbewältigung ist die **aktive und wohlwollende Kommunikation**. Viele Spannungen entstehen durch mangelnde Kommunikation oder Missverständnisse zwischen den Mitgliedern des Pflegeteams. Um Konflikte zu lindern, ist es entscheidend, ein offenes Gesprächsklima zu fördern, in dem sich jeder angehört und respektiert fühlt. Aktives Zuhören bedeutet, **sich die Zeit zu nehmen,** die Sorgen oder Frustrationen anderer vollständig **zu verstehen,** bevor man eine Antwort formuliert. Es mag selbstverständlich klingen, aber in Situationen mit hohem Stress wie in der Palliativmedizin können Fachkräfte dazu neigen, zu schnell zu sprechen oder impulsiv zu reagieren, ohne den anderen wirklich zuzuhören. Sie können die Bedürfnisse und Gefühle des Patienten an das Pflegepersonal oder die Ärzte weitergeben und den Familien medizinische Entscheidungen auf klare und beruhigende Weise erläutern.

Eine weitere Schlüsseltechnik in der Mediation ist das Praktizieren von **Assertivität**, einer Kommunikationsmethode, bei der jeder seine Meinungen oder Bedenken **klar** und **respektvoll**, ohne Aggression oder Unterwerfung, zum Ausdruck bringt. Indem der Pfleger seine Bedürfnisse auf direkte, aber nicht konfrontative Weise äußert, kann er angespannte Situationen entschärfen und gleichzeitig sicherstellen, dass seine Ansichten gehört werden. Wenn sich ein Helfer z. B. mit bestimmten Aufgaben überfordert fühlt oder mit einer Pflegeentscheidung nicht einverstanden ist, kann er Sätze wie "Ich brauche mehr Informationen, um zu verstehen, warum wir diese Entscheidung getroffen haben, weil ich mir Sorgen um den Patienten mache" verwenden, anstatt eine Beschwerde zu formulieren. Ein solches Vorgehen fördert eine **konstruktive Diskussion** statt einer Konfrontation.

Ein weiterer grundlegender Aspekt des Konfliktmanagements ist die Fähigkeit, **die zugrunde liegenden Spannungsquellen zu** erkennen. Häufig sind sichtbare Konflikte in einem Pflegeteam ein Symptom für ein tiefer liegendes Problem. Dies kann auf Arbeitsüberlastung, unterschiedliche Wertvorstellungen oder mangelnde Anerkennung der von den Pflegekräften erbrachten Leistungen zurückzuführen sein. Wenn man sich die Zeit nimmt, die Situation zu analysieren und zu verstehen, was den Konflikt nährt, wird es leichter, einen Ansatz zu wählen, der den wahren Bedürfnissen aller Beteiligten gerecht wird. Wenn z. B. ein Konflikt zwischen Pflegehelfern und Krankenpflegern über den Umgang mit einem Patienten entsteht, kann es hilfreich sein, ein Treffen zu organisieren, bei dem alle Beteiligten ihre Gefühle zum Ausdruck bringen können. Dies führt oft zu einem besseren Verständnis der **beruflichen Frustrationen**, sei es aufgrund angesammelter Müdigkeit, mangelnder Unterstützung oder eines Missverständnisses der jeweiligen Rollen.

Die eigentliche **Mediation** ist eine formellere Technik, bei der eine **neutrale dritte Person** eingeführt wird, um die Kommunikation zwischen zwei Konfliktparteien zu erleichtern. Diese Person, bei der es sich um einen Vorgesetzten, einen Psychologen oder ein anderes Teammitglied handeln kann, greift ein und hilft dabei, die Streitpunkte zu klären und Lösungen zu finden, die für alle Parteien akzeptabel sind. Der Mediator sorgt dafür, dass sich jeder in einem sicheren und respektvollen Rahmen äußern kann, während er die Diskussion wieder auf das Interesse des Patienten ausrichtet. Ein Vorteil der Mediation besteht darin, dass sie einen Raum bietet, in dem Emotionen ausgedrückt werden können, ohne dass die Gefahr besteht, den Konflikt zu verschärfen, was ein besseres gegenseitiges Verständnis fördert.

Zusätzlich zu diesen Techniken ist es wichtig, **mit den Emotionen umzugehen**, die Konfliktsituationen oft begleiten. In der Palliativmedizin, wo Leid und Ungewissheit allgegenwärtig sind, können die Betreuer selbst von den Emotionen des Patienten oder seiner Familie betroffen sein. Zu lernen, **die eigenen Emotionen zu erkennen** und mit ihnen umzugehen, ist entscheidend, um zu verhindern, dass sie sich zu zwischenmenschlichen Konflikten entwickeln. Eine Pflegekraft, die sich erschöpft oder ängstlich fühlt, muss sich z. B. möglicherweise einen Moment Zeit nehmen, um neue Kraft zu schöpfen, bevor sie eine schwierige Situation anspricht. **Stressbewältigung** durch Techniken wie tiefes Atmen oder Meditation kann helfen, einen klaren Kopf zu behalten und auch in angespannten Situationen ruhig und einfühlsam zu reagieren.

Die Achtung der Rollen und Kompetenzen jedes Einzelnen ist ebenfalls ein grundlegendes Element zur Vermeidung von Konflikten. Spannungen entstehen häufig, wenn Zuständigkeiten nicht klar definiert sind oder wenn sich ein Teil des Personals übergangen oder unterschätzt fühlt. Um diese Spannungen abzubauen, ist es wichtig, **den Beitrag** jedes Teammitglieds **anzuerkennen**, einschließlich der Pflegekräfte, die eine zentrale Rolle bei der täglichen Betreuung der Patienten spielen. Regelmäßige Teamsitzungen, bei denen jeder seine Ideen und Bedenken äußern kann, sind ein gutes Mittel, um Konflikten vorzubeugen und das Gefühl der **Zusammenarbeit** zu stärken.

Schließlich ist es von entscheidender Bedeutung, **die Diskussion wieder auf das Wohl des Patienten zu fokussieren**. In der Palliativmedizin haben alle Teammitglieder das gleiche Ziel: dem Patienten die bestmögliche Lebensqualität zu bieten. Wenn es zu Spannungen kommt, ist es hilfreich, an dieses gemeinsame Ziel zu erinnern und die Diskussion wieder auf die Bedürfnisse des Patienten zu fokussieren. Wenn die Pflegekräfte persönliche Differenzen beiseite lassen und sich auf diese gemeinsame Aufgabe besinnen, können sie wieder zu einer **einheitlichen Sichtweise finden** und Konflikte mit einem Geist der Zusammenarbeit lösen. Dies hilft, Spannungen in Verbesserungsmöglichkeiten umzuwandeln, bei denen sich alle auf das konzentrieren, was am wichtigsten ist: das Wohlergehen des Patienten.

- **Kommunikation mit nonverbalen Patienten**
  - Strategien, um die Bedürfnisse und Wünsche von Patienten zu verstehen, die nicht mehr sprechen oder ihre Wünsche klar ausdrücken können.

Die **Bedürfnisse** und **Wünsche** von Patienten zu verstehen, die nicht mehr sprechen oder ihre Wünsche klar äußern können, ist eine große Herausforderung in der Palliativmedizin, aber auch ein wesentlicher Aspekt, um ihr Wohlbefinden und ihre Würde zu gewährleisten. Wenn Patienten die Fähigkeit verlieren, sich verbal auszudrücken, sei es aufgrund von Krankheit, Müdigkeit oder kognitiven Beeinträchtigungen, müssen Pflegende alternative und subtile Wege finden, um **ihre Signale zu interpretieren, ihr Verhalten zu entschlüsseln** und **auf ihre tieferen Bedürfnisse zu hören**. Dieser Prozess erfordert ein hohes Maß an Sensibilität, minutiöser Aufmerksamkeit und die Fähigkeit, nonverbale Hinweise aufzufangen, um eine angemessene und den Willen des Patienten respektierende Pflege zu gewährleisten.

Die erste Strategie besteht darin, ein **aufmerksames Zuhören** und eine **genaue Beobachtung nonverbaler Signale zu** entwickeln. Gesichtsausdrücke, Gesten, Körperhaltung, Blicke oder sogar Veränderungen in der Atmung können wertvolle Indikatoren für die Bedürfnisse oder Emotionen des Patienten sein. So kann z. B. ein Lächeln, auch wenn es nur leicht ist, eine Form von Komfort oder Zufriedenheit signalisieren, während eine Grimasse oder ein Stirnrunzeln Schmerzen oder Unbehagen offenbaren können. Es ist wichtig, auf diese Mikroausdrücke zu achten, die sich vielleicht nur kurz zeigen, aber wertvolle Hinweise auf den emotionalen oder körperlichen Zustand des Patienten liefern.

Körperliche Reaktionen sind ebenfalls wesentlich, um Bedürfnisse zu verstehen. Beispielsweise kann ein Patient, der sich anspannt oder die Fäuste ballt, Schmerzen zeigen, auch wenn er sie nicht verbal ausdrücken kann. Ebenso können Veränderungen in der Körperhaltung oder sich wiederholende Bewegungen Anzeichen für körperliche Beschwerden sein, wie z. B. eine unbequeme Körperhaltung, sich entwickelnde

Druckgeschwüre oder spezifische Schmerzen. Die Pflegekraft sollte besonders auf solche Veränderungen achten und die Position des Patienten oder die Intensität der Pflege entsprechend anpassen.

Eine weitere wichtige Strategie ist es, sich auf die **früheren Gewohnheiten** des Patienten und seine **früheren Äußerungen** zu stützen. Patienten, die früher in der Lage waren zu kommunizieren, haben oft Hinweise auf ihre Vorlieben und Bedürfnisse hinterlassen. Die Pflegekräfte sollten sich daher auf diese Informationen beziehen, um die Wünsche des Patienten zu antizipieren. Wenn ein Patient beispielsweise regelmäßig sein Bedürfnis nach Ruhe oder Dunkelheit geäußert hat, wenn er sich müde oder ängstlich fühlte, ist es wahrscheinlich, dass diese Vorlieben auch dann noch bestehen, wenn er nicht mehr in der Lage ist, sie zu formulieren. Dieser Ansatz beruht auf einer **umfassenden Kenntnis** des Patienten, die durch die Beobachtungen von Angehörigen oder Pflegekräften, die den Patienten vor dem Kommunikationsverlust begleitet haben, bereichert werden kann.

Körperkontakt ist ebenfalls ein starkes Mittel, um eine Verbindung zu einem nicht kommunikativen Patienten aufzubauen und seine Bedürfnisse zu verstehen. Einfache Gesten wie Händchenhalten, den Arm streicheln oder eine Hand sanft auf die Schulter legen können dabei helfen, einen **nonverbalen Kommunikationskanal** aufzubauen. Der Patient, auch wenn er nicht sprechen kann, kann auf diese Gesten mit Mikroreaktionen wie Handdruck, Körperentspannung oder Blickkontakt reagieren, die signalisieren, wie wohl oder unbehaglich er sich fühlt. Diese taktilen Interaktionen ermöglichen eine beruhigende Präsenz, und der Pfleger kann oft Nuancen des emotionalen oder körperlichen Zustands des Patienten durch diese Art von Kontakt wahrnehmen.

Es ist auch von entscheidender Bedeutung, die **Angehörigen** in das Verständnis der Bedürfnisse des Patienten einzubeziehen. Angehörige, die den Patienten intim kennen, können wertvolle Informationen über seine Vorlieben, Rituale oder

Lebensgewohnheiten bieten. Sie können auch Verhaltensweisen oder Äußerungen erkennen, die den Pflegern entgehen, da sie oft eine erhöhte Sensibilität für das haben, was für ihren Angehörigen typisch ist. Indem sie die Angehörigen regelmäßig um Rat fragen und sie bitten, ihre Beobachtungen mitzuteilen, stärken Pflegende ihre Fähigkeit, die Wünsche des Patienten zu verstehen und sie in die tägliche Pflege einzubeziehen.

Ein weiterer Ansatz ist die Verwendung **alternativer Kommunikationsmittel**, z. B. Kommunikationstafeln oder einfache Gesten. Auch wenn der Patient nicht mehr sprechen kann, ist er manchmal in der Lage, auf Gegenstände oder Bilder zu zeigen, die seine Bedürfnisse widerspiegeln. Kommunikationstafeln können Bilder von Speisen, Getränken, Wohlfühlpositionen oder Empfindungen (warm, kalt, Schmerz) enthalten, auf die der Patient mit einer Geste oder einem Blick hinweisen kann. Diese Art von Hilfsmitteln ermöglicht es dem Patienten, eine gewisse Kontrolle über seine Umgebung zu behalten, auch wenn das Sprechen nicht mehr möglich ist. Einfache Gesten, wie das Heben eines Fingers, um "Ja" oder "Nein" zu sagen, können ebenfalls verwendet werden, um dem Patienten zu ermöglichen, auf geschlossene Fragen zu antworten.

Die **Technologie** kann auch eine entscheidende Rolle dabei spielen, die Bedürfnisse von nicht-verbalen Patienten zu verstehen. Geräte wie **biometrische Sensoren** oder **vernetzte Gegenstände** können die Vitalparameter des Patienten in Echtzeit überwachen und das Pflegepersonal bei ungewöhnlichen Veränderungen alarmieren. Mithilfe dieser Hilfsmittel können Anzeichen von Schmerzen, Unwohlsein oder Not frühzeitig erkannt werden, selbst bevor der Patient diese Empfindungen durch sein Verhalten ausdrücken kann. So kann beispielsweise eine plötzliche Veränderung der Herzfrequenz oder der Atmung auf eine körperliche Notlage oder einen Schmerzanfall hinweisen und das Pflegeteam auf ein notwendiges Eingreifen aufmerksam machen. Diese Technologien ergänzen die menschliche Beobachtung und bieten eine kontinuierliche Überwachung, die es ermöglicht, die Bedürfnisse des Patienten vorausschauend zu erkennen.

Schließlich ist es von entscheidender Bedeutung, eine **beruhigende Umgebung** zu schaffen, die dem Patienten hilft, sich sicher und verstanden zu fühlen. In der Palliativmedizin, wo die Patienten besonders verletzlich sein können, müssen die Pflegekräfte für eine ruhige, beruhigende und fürsorgliche Umgebung sorgen. Dazu gehört auch die Steuerung von Licht, Lärm, Temperatur und allem, was zum Wohlbefinden des Patienten beiträgt. Eine harmonische Umgebung reduziert den Stress des Patienten, und in einem solchen Raum ist es für den Pfleger oft leichter, subtile nonverbale Signale wahrzunehmen.

Kapitel 8

Palliativpflege in schwierigen oder isolierten Umgebungen

- **Häusliche Palliativversorgung in prekären Kontexten**
  ○ Herausforderungen und Lösungen für die Bereitstellung von Palliativversorgung in ressourcenarmen oder ländlichen Umgebungen.

Die Bereitstellung von **Palliativmedizin** in **ressourcenarmen** Umgebungen oder in **ländlichen** Gebieten stellt eine große, aber nicht unüberwindbare Herausforderung dar. Diese Umgebungen, die häufig durch einen Mangel an medizinischem Personal, Ausrüstung und Infrastruktur gekennzeichnet sind, erfordern angepasste Strategien, um den Patienten eine würdige und qualitativ hochwertige Versorgung zu gewährleisten. Trotz dieser Einschränkungen gibt es innovative Lösungen und kollaborative Ansätze, mit denen diese Hindernisse überwunden und die Bedürfnisse von Patienten am Lebensende auch in den entlegensten Umgebungen erfüllt werden können.

Eine der ersten Herausforderungen in ländlichen und ressourcenarmen Gebieten ist der **Mangel an medizinischem Personal**, das in Palliativmedizin **ausgebildet** ist. In diesen Regionen gibt es oft nur wenige Ärzte und Krankenpfleger, die eine Vielzahl von Aufgaben bewältigen müssen und wenig Raum für eine Spezialisierung auf die Versorgung von Patienten am Lebensende lassen. Um dieser Situation entgegenzuwirken, ist eine **angemessene Ausbildung** von entscheidender Bedeutung. Es ist möglich, lokale Pflegekräfte, Pflegeassistenten oder sogar Gemeindegesundheitshelfer in den Grundlagen der Palliativpflege auszubilden. Diese Schulungen, die kurz, aber gezielt sein können, vermitteln dem Personal spezifische Fähigkeiten in der Schmerzbehandlung, der Komfortpflege und der emotionalen Begleitung der Patienten. Durch die Einbeziehung von Gemeindemitgliedern, die die kulturellen und sozialen Bedürfnisse ihrer Patienten verstehen, kann der Mangel an Fachkräften behoben und gleichzeitig eine angemessene Versorgung sichergestellt werden.

In diesem Zusammenhang bieten **Telegesundheits-** und **Teleschulungsprogramme** eine innovative Lösung. Dank neuer Technologien können Pflegekräfte in ländlichen Gebieten

Fernschulungen erhalten, Zugang zu Konsultationen mit in städtischen Zentren ansässigen Spezialisten für Palliativmedizin erhalten und sich im Zweifelsfall mit Experten austauschen. Durch Fernkonsultationen können Patienten auch Zugang zu Fachärzten erhalten, ohne lange Strecken zurücklegen zu müssen. Die Telemedizin wird zu einem mächtigen Hebel, um die Kluft zwischen ländlichen und städtischen Gebieten zu überbrücken, indem sie lokale Teams mit größeren Palliativnetzwerken verbindet und die Kontinuität der Versorgung auch in abgelegenen Gebieten sicherstellt.

Eine weitere große Herausforderung in ressourcenarmen Umgebungen ist der **fehlende Zugang zu lebenswichtigen Medikamenten**, insbesondere zu Schmerzmitteln wie Morphin, das für die Schmerzlinderung bei Patienten am Lebensende unerlässlich ist. In vielen ländlichen oder ressourcenarmen Regionen ist die Verfügbarkeit dieser Medikamente aufgrund logistischer Schwierigkeiten, strenger Vorschriften oder mangelnder Ausbildung der Pflegekräfte in der Verabreichung eingeschränkt. Um dieses Problem zu lösen, sind **vereinfachte Verteilungsstrategien** und **die Schulung des lokalen Pflegepersonals** in der Anwendung dieser Medikamente von entscheidender Bedeutung. Internationale Kooperationsprogramme können dabei helfen, regulatorische Hindernisse zu beseitigen und wichtige Medikamente leichter zugänglich zu machen. Durch die Vereinfachung der Beschaffungsprozesse und die Sensibilisierung der lokalen Regierungen für die Bedeutung der Palliativmedizin wird es möglich, dafür zu sorgen, dass Patienten nicht unnötig leiden, weil sie nicht über die richtigen Medikamente verfügen.

Armut und **geografische Isolation** erschweren auch den Zugang zur Palliativversorgung in ländlichen Gebieten. Für Patienten und ihre Familien, die häufig mit begrenzten finanziellen Mitteln konfrontiert sind, kann es schwierig sein, spezialisierte Pflegeeinrichtungen aufzusuchen oder die notwendigen Medikamente zu kaufen. Eine Lösung besteht darin, die **häusliche Palliativversorgung zu** stärken. Mobile Teams, die aus ausgebildeten Pflegekräften, Krankenschwestern oder Freiwilligen aus der Region bestehen, können direkt zu den Patienten nach Hause kommen, um eine Grundversorgung anzubieten, die Symptombehandlung zu überwachen und die Familie emotional zu unterstützen. Diese mobilen Teams sind oft besser an die Gegebenheiten in ländlichen Gebieten angepasst, in denen die medizinische Infrastruktur begrenzt ist und Patienten aufgrund der Entfernung oder ihres fragilen Gesundheitszustands möglicherweise nicht bereit sind, ihr Zuhause zu verlassen. Indem die Pflege direkt zum Patienten gebracht wird, werden teure und anstrengende Fahrten reduziert und gleichzeitig eine intimere und persönlichere Pflege gefördert.

Um dem Mangel an medizinischer Infrastruktur und hochentwickelten Geräten entgegenzuwirken, muss **die Palliativversorgung** an die verfügbaren Ressourcen **angepasst werden**. Wenn beispielsweise Pflegebetten und Antidekubitusvorrichtungen selten sind, können einfache Lösungen wie Schaumstoffmatratzen oder manuelle Techniken zur Neupositionierung eingesetzt werden. Komfortpflege wie Körperhygiene, Schmerzbekämpfung durch nichtpharmakologische Methoden (Massagen, Berührungstherapie) oder emotionale Unterstützung können mit einem Minimum an materiellen Ressourcen, aber einem Maximum an menschlicher Präsenz und Einfühlungsvermögen durchgeführt werden. Der Schwerpunkt liegt auf **praktischen** und zugänglichen **Interventionen**, die Symptome lindern und die Würde der Patienten wahren, ohne dass komplexe Geräte erforderlich sind.

Die **Sensibilisierung der** lokalen **Gemeinschaften für** die Bedeutung der Palliativmedizin ist auch in ressourcenarmen Umgebungen von entscheidender Bedeutung. Häufig sind Tod und Krankheit in manchen Kulturen Tabuthemen, und Familien wissen nicht immer, wie sie mit dem Lebensende eines Angehörigen umgehen sollen. Aufklärungskampagnen, Gemeindeworkshops oder Schulungen zur Hospiz- und Palliativversorgung können dazu beitragen, die Wahrnehmung des

Todes zu verändern und Familien zu ermutigen, früher im Krankheitsverlauf Hospiz- und Palliativversorgung in Anspruch zu nehmen. Wenn Familien aufgeklärt und bei der häuslichen Pflege unterstützt werden, kann das Gefühl der Einsamkeit und Hilflosigkeit angesichts einer Krankheit im Endstadium verringert werden, während ihnen gleichzeitig die nötigen Werkzeuge an die Hand gegeben werden, um ihre Angehörigen respektvoll und beruhigend zu begleiten.

Eine weitere Herausforderung ist die **psychologische Unterstützung** für Patienten und ihre Familien in diesen Umgebungen. Ein Mangel an psychologischen Ressourcen oder an Personal, das in emotionaler Begleitung geschult ist, kann die Notlage von Patienten am Lebensende noch verschärfen. In solchen Fällen kann die Einbeziehung von **Freiwilligen** und Gemeindegesundheitshelfern, die im Zuhören und in der moralischen Unterstützung geschult sind, eine große Hilfe sein. Diese Freiwilligen, die häufig aus den lokalen Gemeinschaften stammen, verstehen die kulturellen und sozialen Gegebenheiten der Patienten und können eine Begleitung anbieten, die ihre Werte und Überzeugungen respektiert und gleichzeitig eine beruhigende Präsenz vermittelt.

Schließlich spielen **lokale und internationale Partnerschaften** eine entscheidende Rolle bei der Entwicklung der Palliativmedizin in ressourcenarmen Umgebungen. Die Zusammenarbeit mit Nichtregierungsorganisationen, internationalen Gesundheitseinrichtungen oder Wohltätigkeitsinitiativen kann die logistische, finanzielle und pädagogische Unterstützung bieten, die notwendig ist, um Hospiz- und Palliativprogramme in abgelegenen Regionen zu starten. Diese Partnerschaften ermöglichen auch den Austausch bewährter Verfahren, die Anpassung innovativer Versorgungsmodelle und den Aufbau lokaler Kapazitäten durch die Ausbildung von Pflegekräften, die Bereitstellung von Medikamenten und die Entwicklung einer Infrastruktur, die auf die Bedürfnisse der Patienten zugeschnitten ist.

- **Innovationen zur Bereitstellung von Palliativversorgung in Notsituationen**
    - Wie Einfallsreichtum und mobile Hilfsmittel die medizinische Versorgung in extremen Umgebungen ermöglichen.

Mobiler Einfallsreichtum und **mobile Hilfsmittel** sind zu unverzichtbaren **Hilfsmitteln** geworden, wenn es um die medizinische Versorgung in **extremen Umgebungen** geht, in denen die medizinischen Ressourcen begrenzt und die Infrastruktur oft nicht vorhanden ist. Diese Umgebungen, wie abgelegene ländliche Gebiete, Konfliktregionen oder Orte, die von Naturkatastrophen heimgesucht wurden, stellen einzigartige Herausforderungen dar, was die Zugänglichkeit, die Kontinuität der Versorgung und die Bewältigung dringender Gesundheitsbedürfnisse betrifft. Durch innovative Ansätze und den intelligenten Einsatz von Mobilfunktechnologie ist es jedoch möglich, auch in diesen schwierigen Kontexten eine qualitativ hochwertige Versorgung zu gewährleisten und die Gesundheit der Menschen zu verbessern.

Eine der größten Stärken **mobiler Hilfsmittel** in diesen Umgebungen ist ihre **Tragbarkeit** und ihre Fähigkeit, unter Bedingungen zu funktionieren, unter denen herkömmliche Infrastrukturen wie Krankenhäuser oder Kliniken unzugänglich sind. Leichte und leicht zu transportierende Geräte wie mobile medizinische Kits, tragbare Diagnosegeräte oder spezielle Erste-Hilfe-Kästen ermöglichen es dem Pflegepersonal, direkt vor Ort Hilfe zu leisten. Beispielsweise können **tragbare Diagnosegeräte** wie mobile Ultraschallgeräte oder Elektrokardiogramme in abgelegenen Gebieten eingesetzt werden, um wichtige medizinische Untersuchungen durchzuführen, ohne dass hochentwickelte medizinische Einrichtungen erforderlich sind. Diese Geräte ermöglichen eine **schnelle** und zuverlässige **Diagnose,** was in Umgebungen, in denen der Zugang zu Krankenhäusern oder Labors nicht möglich ist, von entscheidender Bedeutung ist.

Zusätzlich zu diesen physischen Geräten bieten **mobile Gesundheitsanwendungen** (mHealth) praktische Lösungen für eine **effektive Kommunikation** zwischen Pflegekräften und entfernten Gesundheitszentren. Telemedizinische Anwendungen ermöglichen es den Pflegekräften vor Ort, Ärzte aus der Ferne zu konsultieren, Untersuchungsergebnisse auszutauschen und Ratschläge in Echtzeit zu erhalten, ohne dass sie die Patienten bewegen müssen. Diese Instrumente helfen nicht nur dabei, die geografische Isolation zu überwinden, sondern ermöglichen auch eine kontinuierliche Versorgung in Situationen, in denen Reisen schwierig oder gar unmöglich sind. Beispielsweise kann eine Hebamme in einer abgelegenen Region mithilfe eines einfachen Smartphones einen in einer Stadt ansässigen Geburtshelfer konsultieren und Anweisungen zum Umgang mit einer Risikogeburt erhalten. Auf diese Weise verbindet die **Telemedizin** das lokale Pflegepersonal mit Gesundheitsexperten in besser ausgestatteten Zentren und schafft so ein **virtuelles Pflegenetzwerk**, das geografische Barrieren überwindet.

Medizinische Drohnen stellen eine weitere Form der genialen Innovation dar, mit der die Herausforderungen extremer Umgebungen überwunden werden können. In abgelegenen oder aufgrund der Geografie (Berge, Flüsse, dichte Wälder) oder krisenhafter Bedingungen (Überschwemmungen, Erdbeben, bewaffnete Konflikte) schwer zugänglichen Gebieten sind Drohnen in der Lage, **wichtige Medikamente**, medizinische Geräte oder Proben für Labortests **zu transportieren**. Beispielsweise werden Drohnen in Teilen Afrikas eingesetzt, um Blut oder Impfstoffe innerhalb weniger Stunden in entlegene Dörfer zu bringen, wo eine Fahrt mit einem Landfahrzeug mehrere Tage dauern würde. Diese Technologie **verkürzt die** Zeit für die Bereitstellung von medizinischer Versorgung und rettet so Leben in Notsituationen, in denen Zeit ein entscheidender Faktor ist.

Der Einfallsreichtum von Pflegekräften in extremen Umgebungen beschränkt sich nicht auf den Einsatz moderner Technologie; er umfasst auch die Fähigkeit, **mit den vorhandenen Mitteln zu**

improvisieren. Beispielsweise können in Umgebungen, in denen Strom knapp ist oder nur zeitweise zur Verfügung steht, einfallsreiche Lösungen wie die Verwendung von **tragbaren Solarpanels** oder manuellen Ladegeräten zur Versorgung medizinischer Geräte einen großen Unterschied machen. Einfache, aber innovative Geräte wie tragbare Wasserreinigungssysteme können in von Naturkatastrophen betroffenen Gebieten, in denen der Zugang zu sauberem Trinkwasser gefährdet ist, wasserbedingte Krankheiten verhindern.

Lokaler Einfallsreichtum spielt ebenfalls eine zentrale Rolle bei der Bereitstellung von medizinischer Versorgung in extremen Umgebungen. In Umgebungen, in denen es keine traditionellen medizinischen Ressourcen gibt, ist es oft notwendig, sich auf **traditionelle Praktiken** oder auf medizinische Lösungen zu stützen, die an die lokalen Gegebenheiten angepasst sind. Beispielsweise können in einigen abgelegenen Dörfern lokal verfügbare Materialien wie Heilpflanzen als Ergänzung zur modernen Gesundheitsversorgung eingesetzt werden, um kleinere Erkrankungen zu behandeln oder bestimmte Symptome zu lindern. Diese Kombination aus **traditionellem Wissen** und moderner Medizin ermöglicht es, die Pflege an die Gegebenheiten vor Ort und die verfügbaren Ressourcen anzupassen.

Die Rolle **mobiler Teams** ist ebenfalls entscheidend für die Bereitstellung von Pflege in extremen Umgebungen. Diese Teams, die häufig aus Ärzten, Krankenpflegern und Pflegekräften bestehen, reisen in mobilen Einheiten wie Klinikwagen oder mobilen Behandlungseinheiten, um Menschen, die keinen Zugang zu herkömmlichen Gesundheitseinrichtungen haben, eine gemeindenahe Versorgung zu bieten. Diese Einheiten sind oft mit allem Notwendigen ausgestattet, um eine Grundversorgung zu gewährleisten, kleinere Eingriffe vorzunehmen oder Impfungen zu verabreichen. Außerdem können sie die lokale Bevölkerung über wichtige Gesundheitspraktiken wie Hygiene, Krankheitsprävention oder Familienplanung aufklären und so die

Fähigkeiten der Gemeinden stärken, ihre Gesundheit langfristig selbst in die Hand zu nehmen.

Eine der großen Herausforderungen in extremen Umgebungen ist auch die **Verwaltung medizinischer Daten**. Dank mobiler Tools ist es nun möglich, **die Krankenakten** von Patienten zu **digitalisieren und** in sicheren Anwendungen zu **speichern,** auf die auch ohne Internetverbindung zugegriffen werden kann. Diese Aufzeichnungen können problemlos zwischen Teams vor Ort und städtischen Krankenhäusern ausgetauscht werden, wodurch eine einheitliche Nachsorge gewährleistet wird. In Umgebungen mit fragmentierten Gesundheitssystemen können diese Tools **Informationen zentralisieren** und den Verlust entscheidender Daten verhindern, wodurch die Koordination der Pflege und die Qualität der Behandlung verbessert werden.

Schließlich hängt der Einfallsreichtum in extremen Umgebungen auch von der **Ausbildung des örtlichen Gesundheitspersonals** und der Mobilisierung der **Gemeinden** ab. In Umgebungen, in denen es nur eine begrenzte Anzahl von Gesundheitsfachkräften gibt, ist die **Ausbildung von Gemeindegesundheitshelfern**, die eine Schlüsselrolle bei der Bereitstellung von Basisgesundheitsversorgung spielen können, von entscheidender Bedeutung. Diese Mitarbeiter, die häufig Mitglieder der lokalen Gemeinschaften sind, werden darin geschult, die ersten Anzeichen von Krankheiten zu erkennen, einfache Behandlungen durchzuführen und komplexere Fälle an die entsprechenden Gesundheitszentren weiterzuleiten. Durch ihre Nähe zur Bevölkerung wird **die Gesundheitsversorgung entkoppelt** und ein lokales Unterstützungsnetzwerk aufgebaut, das eigenständig funktionieren kann.

Kapitel 9

Tod und Trauer in der Arbeit von Pflegehelfern

- **Den Tod im Alltag erleben: Die psychologischen Auswirkungen auf Pflegende**
  - Wie kann man sich mental und emotional auf die tägliche Konfrontation mit dem Tod vorbereiten?

Sich mental und emotional auf die **tägliche Konfrontation mit dem Tod** vorzubereiten, wie es in der Palliativmedizin häufig der Fall ist, ist ein komplexer Prozess, der sowohl eine große **innere Stärke** als auch ein tiefes **Einfühlungsvermögen** erfordert. In diesem Bereich zu arbeiten bedeutet nicht nur, Patienten am Lebensende zu begleiten, sondern auch zu lernen, mit den eigenen Emotionen angesichts der Unausweichlichkeit des Todes umzugehen. Dies erfordert eine kontinuierliche Vorbereitung, bei der man lernt, zwischen der Begleitung anderer und der Wahrung des eigenen emotionalen Gleichgewichts zu navigieren.

Einer der ersten Schritte, um sich auf diese Konfrontation vorzubereiten, besteht darin, **die Realität des Todes zu akzeptieren**. Zu akzeptieren, dass der Tod Teil des natürlichen Lebenszyklus ist, auch wenn er oft als schmerzhaftes oder ungerechtes Ende empfunden wird, ist entscheidend, um nicht von Traurigkeit oder einem Gefühl der Hilflosigkeit überwältigt zu werden. Diese Akzeptanz bedeutet nicht, gefühllos zu werden, sondern vielmehr, ein **gelassenes Verständnis** für dieses universelle Phänomen zu entwickeln. Dazu kann auch eine persönliche Auseinandersetzung mit der eigenen Beziehung zum Tod, den eigenen spirituellen oder religiösen Überzeugungen und der Frage gehören, was der Tod im eigenen Lebenslauf bedeutet.

Zu lernen, **die Emotionen der Patienten** von den eigenen **zu unterscheiden,** ist ein weiterer entscheidender Schritt. Es ist ganz natürlich, Empathie für die Patienten zu empfinden, die man begleitet, und ihren Schmerz oder ihre Traurigkeit zu teilen. Ebenso wichtig ist es jedoch, **eine gewisse emotionale Distanz zu wahren**, um nicht von diesen Gefühlen überwältigt zu werden. Das bedeutet nicht, dass man kalt oder distanziert sein soll, sondern vielmehr, dass man lernen muss, einfühlsam zu begleiten und sich gleichzeitig emotional zu schützen. Diese **gesunde Distanz** ermöglicht es, für die Patienten und ihre Familien verfügbar zu bleiben, ohne selbst so betroffen zu sein, dass man persönlich darunter leidet.

Um diese emotionale Distanz zu erreichen, finden es viele Pflegekräfte hilfreich, **Stressbewältigungs- und Entspannungstechniken** zu praktizieren. Praktiken wie **Meditation**, **Achtsamkeit** oder **Yoga** helfen dabei, ein emotionales Gleichgewicht aufrechtzuerhalten, indem sie eine ruhige und zentrierte Präsenz entwickeln. Diese Techniken helfen, mit **Angst** oder Traurigkeit **umzugehen**, die bei der Betreuung von Patienten am Lebensende auftreten können, indem sie Momente der persönlichen Neuausrichtung bieten, in denen man sich wieder mit sich selbst verbinden kann. Achtsamkeit beispielsweise hilft dabei, Emotionen so zu akzeptieren, wie sie auftreten, ohne sie zu bewerten, und ermöglicht es, den gegenwärtigen Moment besser zu erleben, ohne von der Last des umgebenden Leids überwältigt zu werden.

Ein weiterer wichtiger Aspekt dieser Vorbereitung ist die Bedeutung des **Austauschs von Gefühlen** und **der Suche nach Unterstützung unter** Kollegen oder in Gesprächsgruppen. Die Arbeit in der Palliativmedizin kann emotional sehr anspruchsvoll sein und es ist wichtig, dass Sie diese Herausforderungen nicht allein bewältigen. Der Austausch mit anderen Pflegenden, die sich in der gleichen Situation befinden, hilft, Emotionen zu normalisieren, Erfahrungen zu teilen und sich gegenseitig zu unterstützen. Diese Momente des Austauschs helfen, angesammelte **Spannungen zu entladen** und zu verstehen, dass man mit dem Tod und dem Leiden nicht allein ist. Auch Gesprächs- oder Supervisionsgruppen bieten einen Rahmen, in dem man seine Gefühle ohne Angst vor Verurteilung ausdrücken und aus den Erfahrungen anderer lernen kann.

Es ist auch hilfreich, eine **Philosophie der Begleitung zu** entwickeln, die auf dem Gedanken beruht, dass die **Lebensqualität** bis zum Ende erhalten werden kann, selbst in den schwierigsten Momenten. Für viele palliativmedizinische Betreuer gibt es ihrer Arbeit einen **tieferen Sinn,** wenn sie dazu beitragen, die letzten Momente eines Patienten ruhiger zu gestalten, indem sie Schmerzen lindern, Trost spenden oder einfach nur da sind. Sich daran zu erinnern, dass die Begleitung bis zum Tod eine Möglichkeit ist, einem Menschen in seinen letzten Momenten **wieder Würde** und Menschlichkeit **zu verleihen**, hilft dabei, die Konfrontation mit dem Tod in eine sinnstiftende Aufgabe zu verwandeln. Dieser Ansatz hilft, die emotionale Widerstandsfähigkeit zu stärken, indem man sich auf das Positive konzentriert, das man beisteuern kann, anstatt auf den Schmerz des unvermeidlichen Verlusts.

Zu lernen, **sich von unmittelbaren Ergebnissen** zu **lösen**, ist ebenfalls ein Schlüssel zur mentalen Vorbereitung. In der Palliativmedizin ist es leicht, angesichts der Unausweichlichkeit des Todes ein Gefühl des Versagens zu empfinden, insbesondere wenn die Pflege scheinbar machtlos ist, um das Leben zu verlängern. Dennoch ist es nicht das Ziel der Palliativmedizin, zu heilen, sondern Komfort zu bieten, Leiden zu verringern und es den Patienten zu ermöglichen, ihre letzten Momente mit größtmöglicher Gelassenheit zu erleben. Wenn man sich auf dieses Ziel des Wohlbefindens konzentriert und nicht auf die Idee der Heilung oder der Lebensverlängerung um jeden Preis, wird es leichter, den Tod als Übergang zu akzeptieren und nicht als medizinisches oder persönliches Versagen.

Schließlich ist es von entscheidender Bedeutung, sich um das **persönliche Wohlbefinden** zu kümmern, um weiterhin qualitativ hochwertige Pflege leisten zu können, ohne sich emotional zu erschöpfen. Das bedeutet, sowohl bei der Arbeit als auch im Privatleben **Grenzen setzen zu** können, um Energie und Ausgeglichenheit zu bewahren. Sich Zeit zu nehmen, um sich **auszuruhen**, sich mit seinen Angehörigen zu umgeben und neue Kraft zu schöpfen, ist entscheidend, um einen **Burnout** zu vermeiden, der bei Pflegekräften, die täglich mit dem Tod konfrontiert sind, leider häufig vorkommt. Hobbys, Freizeitbeschäftigungen und Aktivitäten außerhalb der Arbeit helfen, ein gesundes Gleichgewicht zwischen Berufs- und

Privatleben aufrechtzuerhalten, und bieten so Momente der **emotionalen Erholung**.

- **Der Trauerprozess bei Pflegekräften**
  - Umgang mit der Trauer mehrerer Patienten über einen kurzen Zeitraum: Wie wirkt sich dies auf die Moral von Pflegekräften aus?

Die **Trauer um mehrere Patienten in** einem kurzen Zeitraum zu bewältigen, ist eine zutiefst belastende Erfahrung für Pflegekräfte, die im Zentrum der Palliativmedizin stehen und oft eine enge Beziehung zu den Patienten aufbauen. Die **Häufung** von Verlusten kann ihre **Moral** tiefgreifend beeinträchtigen, was zu **emotionaler Erschöpfung**, einem **Gefühl der Hilflosigkeit** und manchmal sogar dazu führt, dass sie ihre Fähigkeit, in diesem anspruchsvollen Beruf weiterzumachen, **in Frage stellen**. Jeder Todesfall bedeutet nicht nur das Ende einer Pfleger-Patienten-Beziehung, sondern auch eine ständige Erinnerung an die Zerbrechlichkeit des Lebens, was sich tiefgreifend auf das psychische Wohlbefinden von Pflegehelfern auswirken kann.

Eine der ersten Auswirkungen dieser wiederholten Verluste ist eine **Anhäufung von Traurigkeit**. Pflegekräfte verbringen viel Zeit am Krankenbett und begleiten die Patienten in ihren verletzlichsten Momenten. Sie hören sich ihre Ängste an, teilen ihre letzten Momente und bauen oft eine **Beziehung des Vertrauens** und der **Verbundenheit auf**. Wenn ein Patient stirbt, selbst wenn der Tod erwartet wurde, kann der Pfleger eine **Leere** und Traurigkeit empfinden, die sich manchmal als persönliche Trauer äußert. Diese Emotionen können umso schwerer werden, wenn mehrere Todesfälle kurz hintereinander eintreten, da der Pflegende oft keine Zeit für den **Trauerprozess** hat, bevor ein neuer Verlust eintritt. Diese schnelle Abfolge von Verlusten führt zu einer Art **emotionaler Erschöpfung**, bei der sich die Traurigkeit anhäuft und immer schwerer zu bewältigen ist.

Eine weitere häufige Folge ist das **Gefühl der Hilflosigkeit**. Obwohl Pflegehilfskräfte darauf geschult sind, den Tod als unvermeidlichen Teil ihrer Arbeit zu akzeptieren, können sie manchmal Frustration oder sogar Schuldgefühle empfinden, weil sie einen Patienten nicht retten oder sein Leben nicht verlängern können. Wenn sie mit mehreren aufeinanderfolgenden Todesfällen konfrontiert sind, kann sich dieses Gefühl der Hilflosigkeit noch verstärken. Manche Pflegekräfte haben den Eindruck, dass ihre Arbeit trotz aller Bemühungen nicht ausreicht, um Leiden zu verhindern oder ein positives Ergebnis zu erzielen. Diese **berufliche Frustration** kann die Motivation und die Moral der Pflegekräfte untergraben und sie in einen Zustand der **Desillusionierung** hinsichtlich ihrer Rolle stürzen.

Auch das **Mitgefühl**, das Pflegende für ihre Patienten empfinden, kann zu einer emotionalen Belastung werden, wenn es wiederholt gefordert wird, ohne die Möglichkeit, sich zu regenerieren. Es besteht die Gefahr, in einen Zustand zu geraten, der als **mitfühlende Erschöpfung** bezeichnet wird. Dabei handelt es sich um ein Phänomen, bei dem der Pfleger, der ständig Schmerz und Tod ausgesetzt ist, beginnt, sich als eine Form des Schutzes **emotional abzugrenzen**, wodurch er einen Teil seiner Fähigkeit verliert, Mitgefühl zu empfinden. Diese **emotionale Abkopplung** kann zu einem Gefühl der Leere oder sogar zu Schuldgefühlen führen, da die Helfer sich schuldig fühlen können, weil sie nicht mehr so stark in den Verlust ihrer Patienten involviert oder davon betroffen sind. Dieser Abwehrmechanismus ist zwar unbeabsichtigt, aber oft ein Zeichen dafür, dass der Pflegehelfer überfordert ist und Zeit braucht, um sich **auszuruhen** und **neue Kraft zu schöpfen**.

Darüber hinaus kann die Häufung **von Trauerfällen** in einem kurzen Zeitraum zu einer **emotionalen Instabilität** führen, bei der die Pflegekraft zwischen Momenten **der Verzweiflung** und dem Versuch, **emotionale Normalität** herzustellen, hin und her schwankt. In diesem Zusammenhang können einige eine Form der vorübergehenden **Desensibilisierung** erleben, bei der der Tod fast zur Routine wird, was die Qualität der von ihnen geleisteten

Pflege beeinträchtigen kann. Das bedeutet nicht, dass sie gleichgültig werden, sondern vielmehr, dass sie möglicherweise das Bedürfnis verspüren, sich zu **schützen**, um ihren Beruf weiterhin ausüben zu können. Dieses Phänomen kann besonders destruktiv sein, wenn die Pflegekraft nicht über die notwendigen Werkzeuge verfügt, um mit dieser emotionalen Überlastung umzugehen.

Burnout ist ein weiteres langfristiges Risiko, wenn Pflegekräfte mit mehreren Todesfällen in kurzer Zeit zu tun haben. Burnout äußert sich in **körperlicher** und **emotionaler Erschöpfung**, die oft mit einem **Motivationsverlust** und einem **Gefühl** der **Entfremdung** von der Arbeit einhergeht. Palliativpfleger, die bereits mit einem emotional anspruchsvollen Arbeitsumfeld konfrontiert sind, sind besonders anfällig für dieses Phänomen, wenn der Tod zu einer wiederholten Konstante wird. Die Anhäufung von Stress und unverarbeiteter Traurigkeit in Verbindung mit der Arbeitsbelastung kann es ihnen schwer machen, sich **wieder mit ihrer Aufgabe zu verbinden** oder gar einen Sinn in ihrer Arbeit zu finden. Burnout kann zu längeren Fehlzeiten, schlechterer Pflegequalität und sogar zu einer **beruflichen Neuorientierung für** einige Pfleger führen, die mit der Anhäufung von Trauer nicht umgehen können.

Um diese Herausforderungen zu bewältigen, ist es von entscheidender Bedeutung, dass Pflegerinnen und Pfleger über angemessene **psychologische und emotionale Unterstützung** verfügen. **Gesprächsgruppen** oder **psychologische Supervisionen** sind Räume, in denen Pfleger ihre Traurigkeit und Frustrationen ausdrücken und ihre Erfahrungen mit anderen Kollegen teilen können, die die gleichen Realitäten erleben. Diese Art der kollektiven Unterstützung hilft dabei, die empfundenen Emotionen zu normalisieren, sich verstanden zu fühlen und die Last der Trauer zu erleichtern. Die Möglichkeit, **über Gefühle zu sprechen** und nicht wertende Unterstützung zu erhalten, ist entscheidend, um emotionaler Erschöpfung vorzubeugen und die Fähigkeit, Mitgefühl zu zeigen, wiederherzustellen.

Die Pflegekraft muss auch lernen, den Tod mit **Abstand** zu **betrachten**. Das bedeutet, anzuerkennen, dass Todesfälle zwar unvermeidlich sind, es aber nicht ihre Aufgabe ist, sie zu verhindern, sondern die Patienten mit **Menschlichkeit**, **Würde** und **Respekt** bis zu ihren letzten Augenblicken zu begleiten. Dieser Perspektivenwechsel hilft, das Gefühl der Hilflosigkeit zu lindern, indem er ihrer Arbeit wieder einen Sinn verleiht. Die Vorstellung, dass der Pfleger nicht alles kontrollieren kann, sondern den Patienten Komfort und Ruhe bieten kann, hilft, ihrer Aufgabe wieder einen Sinn zu verleihen, selbst in einem Kontext multipler Verluste.

Schließlich ist es für Pflegekräfte von entscheidender Bedeutung, sich körperlich und emotional **um sich selbst zu kümmern**. Dazu können **regelmäßige Ruhezeiten** gehören, Aktivitäten, bei denen man außerhalb der Arbeit neue Kraft schöpfen kann, und das Setzen von **emotionalen Grenzen**, um nicht ständig von der Trauer überwältigt zu werden. Wenn man sich um sich selbst kümmert, kann man die emotionale Energie wiederherstellen, die man braucht, um die Patienten weiterhin mit Mitgefühl und Einfühlungsvermögen zu betreuen.

Kapitel 10

Die Berufsethik des Pflegers in der Palliativmedizin

- **Die Frage der Sterbehilfe und des assistierten Suizids**
  - Rechtliche und ethische Perspektiven der Sterbehilfe in der Palliativmedizin: Wo steht der Pfleger in diesen Debatten?

Die **rechtlichen und ethischen Perspektiven der Sterbehilfe** im Kontext der Palliativmedizin werfen komplexe Fragen auf, die oft mit tiefen Emotionen und Wertvorstellungen behaftet sind. Sterbehilfe, definiert als die absichtliche Herbeiführung des Todes einer Person, um deren Leiden zu lindern, ist weltweit ein intensiv diskutiertes Thema. Je nach nationaler Gesetzgebung kann die Sterbehilfe verboten, erlaubt oder unter bestimmten Bedingungen toleriert werden. Der Krankenpflegehelfer, der bei der Betreuung von Patienten am Lebensende an vorderster Front steht, befindet sich oft im Zentrum dieser Debatten, sowohl in **praktischer** als auch **in ethischer** Hinsicht.

Aus **rechtlicher** Sicht unterscheiden sich die Gesetze zur Sterbehilfe von Land zu Land und sogar von Region zu Region erheblich. In einigen Ländern wie den Niederlanden, Belgien oder Luxemburg ist die Sterbehilfe unter strengen Bedingungen legalisiert, die durch bestimmte Kriterien wie die informierte Zustimmung des Patienten, unerträgliches Leiden und die Bestätigung durch mehrere Ärzte eingegrenzt sind. In anderen Ländern wie Frankreich oder Deutschland ist sie nach wie vor illegal, auch wenn in der Öffentlichkeit und in der Gesetzgebung nach wie vor darüber diskutiert wird, ob die Gesetze in diese Richtung geändert werden sollten. Andere Länder, wie die USA, erlauben in einigen Bundesstaaten den **assistierten Suizid**, nicht aber die aktive Sterbehilfe. Dieser rechtliche Rahmen verpflichtet den Helfer, innerhalb der Grenzen der Gesetze seines Landes zu handeln und sich der rechtlichen Auswirkungen seines Handelns voll bewusst zu sein.

Aus **ethischer** Sicht ist die Frage der Sterbehilfe noch komplexer. Die Palliativmedizin basiert traditionell auf der Philosophie, das Leben bis zu seinem natürlichen Ende zu respektieren, wobei der Schwerpunkt auf der **Schmerzlinderung, der Symptombehandlung** und **der Verbesserung der**

Lebensqualität liegt. Das Hauptziel der Palliativmedizin ist es, den Patienten in dieser letzten Phase seines Lebens zu begleiten, ohne den Tod zu beschleunigen oder hinauszuzögern. Für viele Pflegekräfte steht die Sterbehilfe im Konflikt mit diesen Grundsätzen, da sie die Beziehung zwischen Pflegekraft und Pflegebedürftigem in eine aktive Entscheidung zur Beendigung des Lebens umwandelt. Dies wirft tiefgreifende ethische Dilemmas auf: **Wie lässt sich die Idee, das Leben zu respektieren, mit dem Wunsch vereinbaren, extremes Leiden zu lindern?**

Für die Pflegekraft ist diese Frage umso schwieriger, als sie sich oft in einer **Position der Nähe** zum Patienten befindet. Im Gegensatz zu Ärzten, die in der Regel die klinischen Entscheidungen treffen, ist der Pfleger im Alltag präsent und bietet Körperpflege, Zuhören und moralische Unterstützung an. Diese enge Beziehung kann dazu führen, dass manche Patienten ihre Pfleger direkt auf das Thema Sterbehilfe ansprechen und ihnen ihre Wünsche oder ihre Verzweiflung über die Schmerzen anvertrauen. Der Pfleger befindet sich dann in einer schwierigen Lage, da er zwischen seiner Pflicht zum **Mitgefühl**, seiner Verantwortung für **die Einhaltung des Gesetzes und** seinen eigenen persönlichen Überzeugungen zum Lebensende **hin-** und hergerissen ist. Manche Menschen können **frustriert** sein oder **sich hilflos fühlen**, insbesondere wenn das Gesetz es nicht zulässt, die Wünsche des Patienten zu erfüllen.

Eine der wichtigsten Aufgaben des Pflegers in dieser Debatte ist es, **den Dialog** zwischen dem Patienten, seiner Familie und dem medizinischen Team **zu erleichtern.** Wenn ein Patient Wünsche nach Sterbehilfe oder einem vorzeitigen Lebensende äußert, ist es von entscheidender Bedeutung, dass der Pfleger eine **vermittelnde** Rolle einnimmt. Dies kann bedeuten, dass er dem Patienten hilft, seine Absichten zu klären, die verfügbaren Optionen der Schmerzbehandlung oder palliativen Sedierung zu verstehen und seine Wünsche den Ärzten und Angehörigen auf klare Weise mitzuteilen. Der Pflegende muss in diesem Zusammenhang eine **wohlwollende Neutralität** an den Tag legen und die Wünsche des Patienten respektieren, ohne jemals seine eigenen Überzeugungen durchzusetzen. Dies ist **ein heikles Gleichgewicht**, das es zu wahren gilt, insbesondere in emotional aufgeladenen Situationen, in denen es zu starken Spannungen zwischen dem Wunsch nach Lebensverlängerung und dem Wunsch nach Linderung des Leidens kommen kann.

Eine weitere ethische Herausforderung für Pflegende ist die **palliative Sedierung**, die, obwohl sie in vielen Ländern gesetzlich erlaubt ist, manchmal als eine Form der passiven Sterbehilfe angesehen werden kann. Bei der palliativen Sedierung werden Medikamente verabreicht, um das Bewusstsein eines Patienten mit therapieresistenten Schmerzen zu reduzieren, um sein Leiden zu lindern. Wenn die Sedierung nach strengen Protokollen durchgeführt wird, kann sie zu einer längeren Bewusstlosigkeit bis zum natürlichen Tod des Patienten führen. Manche Pflegekräfte fragen sich dann, wo die Grenze zwischen Schmerzlinderung und Lebensverkürzung liegt. Für den Pfleger kann die Tatsache, dass er Teil dieses Prozesses ist, Fragen zu seiner Rolle aufwerfen: **Beteiligt er** sich **an einer verkappten Form der Euthanasie** oder respektiert er einfach den Wunsch des Patienten, unnötiges Leiden zu vermeiden? Diese Fragestellung erfordert eine klare Anleitung und offene Diskussionen innerhalb des Behandlungsteams, um Verwirrung oder Schuldgefühle zu vermeiden.

Die **persönlichen Überzeugungen** der Pflegekräfte spielen ebenfalls eine wichtige Rolle bei ihrer Haltung gegenüber der Sterbehilfe. Einige mögen die Idee, den Tod herbeizuführen, aus moralischen, religiösen oder philosophischen Gründen zutiefst ablehnen. Andere mögen der Ansicht sein, dass Sterbehilfe unter bestimmten Umständen ein Akt des Mitgefühls und der Achtung der Autonomie des Patienten sein kann. Diese Überzeugungen können manchmal mit den Bitten des Patienten oder mit medizinischen Entscheidungen in Konflikt geraten. Daher ist es von entscheidender Bedeutung, dass der Helfer in der Lage ist, **über seine eigenen Werte zu reflektieren** und mit seinem Team über seine persönlichen Grenzen zu sprechen. So kann er im

Voraus Situationen klären, in denen er sich möglicherweise unwohl fühlt, und ethische Lösungen finden, die sowohl seine moralische Integrität als auch die Bedürfnisse des Patienten respektieren.

In Ländern, in denen Sterbehilfe erlaubt ist, ist es wichtig, dass Pflegende **geschult** und unterstützt werden, um die rechtlichen und ethischen Protokolle rund um diese Praxis zu verstehen. Transparenz in den Verfahren und die Möglichkeit, die Teilnahme an einer Sterbehilfehandlung aus persönlichen ethischen Gründen **abzulehnen**, sind wesentliche Schutzmaßnahmen, um das Wohlergehen der Betreuer zu gewährleisten. Entscheidend ist auch, dass innerhalb der Pflegeteams **Räume für Dialog** und ethische **Reflexion** geschaffen werden, um diese komplexen Fragen zu erörtern und sicherzustellen, dass alle Teammitglieder ihre Rolle und ihre Verantwortung verstehen.

- **Transparenz und Vertraulichkeit**
    - Respektieren Sie die Vertraulichkeit und die Rechte des Palliativpatienten, auch im Kontext familiären oder institutionellen Drucks.

Die Wahrung der **Vertraulichkeit** und der **Patientenrechte** in der Palliativmedizin ist ein grundlegendes Prinzip, das die Würde und Autonomie des Menschen auch in seinen letzten Momenten garantiert. Dieses Prinzip kann jedoch auf die Probe gestellt werden, wenn **familiärer** oder **institutioneller Druck** ins Spiel kommt. Familien, die angesichts des bevorstehenden Todes ihres Angehörigen oft emotional oder ängstlich sind, wollen sich möglicherweise in Pflegeentscheidungen einmischen oder vertrauliche Informationen ohne die Zustimmung des Patienten anfordern. Ebenso können institutionelle Zwänge, die sich aus Protokollen oder administrativen Erfordernissen ergeben, das Pflegepersonal manchmal dazu veranlassen, bestimmte Rechte des Patienten zu beeinträchtigen. In diesem heiklen Kontext spielt die Pflegekraft eine zentrale Rolle, um die **Vertraulichkeit** und die **Rechte** des Patienten zu wahren und gleichzeitig die Erwartungen der Familien und die institutionellen Gegebenheiten miteinander in Einklang zu bringen.

Vertraulichkeit bedeutet im medizinischen Kontext, dass Informationen über den Gesundheitszustand des Patienten, seine Behandlungen oder seine persönlichen Wünsche ohne seine ausdrückliche Zustimmung niemandem mitgeteilt werden dürfen. In der Palliativmedizin ist diese Regel noch entscheidender, da die Patienten oft sowohl körperlich als auch emotional verletzlich sind. Sie können mit schwierigen Entscheidungen über ihr Lebensende konfrontiert werden, und es ist von entscheidender Bedeutung, dass sie diese Entscheidungen in absoluter Privatsphäre treffen können, ohne befürchten zu müssen, dass ihre Gedanken oder Entscheidungen ohne ihre Zustimmung weitergegeben werden. **Die Wahrung dieser** Vertraulichkeit ist nicht nur ein ethisches und berufsethisches Gebot, sondern auch eine Möglichkeit, die Autonomie des Patienten zu respektieren, selbst wenn er sich am Lebensende befindet.

Situationen, in denen familiärer Druck ausgeübt wird, können die Anwendung dieser Regel jedoch erschweren. Es ist nicht ungewöhnlich, dass Angehörige aus Sorge oder dem Wunsch, den Patienten zu schützen, versuchen, Informationen über seinen Gesundheitszustand oder seine medizinischen Entscheidungen zu erhalten, auch ohne die Zustimmung des Patienten. Manchmal möchten sie möglicherweise Pflegeentscheidungen beeinflussen, indem sie z. B. eine Änderung der Behandlung, eine Verlängerung der Pflege oder sogar den Abbruch bestimmter Behandlungen fordern, ohne dass der Patient diese Wünsche geäußert hat. Der Pfleger, der oft an vorderster Front in der Beziehung zu den Angehörigen steht, muss dann ein **heikles Gleichgewicht** zwischen dem Einfühlungsvermögen für die Angehörigen und seiner Pflicht, den Willen und die Privatsphäre des Patienten zu respektieren, finden.

In solchen Situationen besteht die erste Verantwortung der Pflegekraft darin, **den Patienten nachdrücklich**, aber taktvoll an seine **Rechte** in Bezug auf die Vertraulichkeit zu **erinnern**. Es geht darum, den Familien zu erklären, dass der Patient das Recht hat, zu entscheiden, welche Informationen weitergegeben werden dürfen, und dass es dem Pflegepersonal nicht erlaubt ist, medizinische Details ohne die Zustimmung des Patienten weiterzugeben. Diese Diskussion kann manchmal schwierig sein, insbesondere wenn die Familie starke Emotionen zum Ausdruck bringt oder versucht, ihre Bitte mit einem wahrgenommenen Interesse am Wohl des Patienten zu begründen. Der Pflegende sollte dann eine **wohlwollende**, aber bestimmte **Kommunikation anwenden** und daran erinnern, dass die Achtung des Willens des Patienten oberste Priorität hat. Beispielsweise kann es hilfreich sein zu sagen: "Wir verstehen Ihre Sorge und Ihren Wunsch, informiert zu werden, aber wir müssen die Entscheidungen Ihres Angehörigen respektieren, und es ist seine Entscheidung, was er mitteilen möchte."

Ebenso muss der Pflegende besonders aufmerksam sein, wenn sich der Patient in einem verletzlichen Zustand befindet, wie z. B. in der Endphase der Krankheit, in der er von seinen Angehörigen **indirekt unter Druck gesetzt** werden kann. Manchmal können wohlmeinende Angehörige versuchen, den Patienten zu bestimmten Entscheidungen zu drängen, indem sie ihn aus Angst vor Verlust oder Schmerzen dazu bringen, einer Behandlung zuzustimmen oder auf eine andere zu verzichten. In solchen Momenten muss der Pflegende dafür sorgen, dass der Patient in der Lage ist, seine Entscheidungen **frei** zu treffen, ohne sich durch familiäre Erwartungen eingeschränkt zu fühlen. Dazu gehört, dem Patienten **private Gesprächsräume** anzubieten, in denen er sich ohne Angst vor Verurteilung oder Druck äußern kann, und regelmäßig zu überprüfen, ob er seine Rechte und die Entscheidungen, die er zu treffen hat, richtig versteht.

Angesichts des **institutionellen Drucks** kann sich die Pflegekraft auch in einer schwierigen Lage befinden. Einschränkungen durch Pflegeprotokolle, Verwaltungsvorschriften oder sogar die Erwartungen der Vorgesetzten können manchmal mit den Bedürfnissen oder Wünschen des Patienten kollidieren. In manchen Einrichtungen können z. B. budgetäre oder organisatorische Zwänge dazu führen, dass bestimmte Entscheidungen am Lebensende beschleunigt werden oder die Pflege auf Lösungen ausgerichtet wird, die für die Einrichtung als "praktischer" gelten, aber nicht unbedingt den Wünschen des Patienten entsprechen. In diesem Zusammenhang liegt es in der Verantwortung der Pflegekraft, **die Rechte des Patienten zu verteidigen**, indem sie sicherstellt, dass sein Wille respektiert wird, auch wenn er nicht mit den institutionellen Anforderungen übereinstimmt.

Die Pflegekraft muss sich in diesen Fällen als **Vermittler** zwischen der Einrichtung und dem Patienten positionieren und darauf achten, dass der Patient nie als reines Pflegeobjekt betrachtet wird, sondern als vollwertige Person mit eigenen Entscheidungen und Rechten. Dies kann durch Gespräche mit den Verantwortlichen der Einrichtung geschehen, in denen der Pfleger an die gesetzlichen und ethischen Rechte des Patienten erinnert und Lösungen vorschlagen kann, die sowohl die institutionellen Zwänge als auch die individuellen Bedürfnisse des Patienten respektieren. Diese Fähigkeit, sich **für den Patienten einzusetzen**, ist ein wesentlicher Teil der Rolle des Pflegers in der Palliativmedizin, wo der Respekt vor der Person immer Vorrang vor administrativen Erfordernissen haben muss.

Schließlich ist es wichtig zu beachten, dass die Wahrung der Vertraulichkeit und der Patientenrechte auf alle Aspekte der Pflege angewandt werden muss, auch auf die **Gespräche nach dem Tod**. Auch nach dem Tod müssen Informationen über die Entscheidungen des Patienten, die verabreichten Behandlungen oder die genaue Todesursache geschützt werden. Das Recht auf Vertraulichkeit endet nicht mit dem Tod des Patienten, und der Pfleger muss sicherstellen, dass alle sensiblen Informationen vertraulich behandelt werden, es sei denn, der Patient hat vor seinem Tod ausdrücklich seine Zustimmung dazu gegeben.

Schlussfolgerung

- **Die unverzichtbare Rolle von Pflegekräften in der Palliativpflege**
  - Bedeutung von Engagement und Menschlichkeit in diesem Beruf.

Engagement und **Menschlichkeit** stehen im Mittelpunkt des Berufs des Pflegehelfers, insbesondere in der Palliativpflege, wo die Qualität der Betreuung in den letzten Momenten des Lebens eines Patienten den entscheidenden Unterschied ausmachen kann. Dieser Beruf geht weit über einfache technische Handgriffe oder medizinische Verfahren hinaus; es geht in erster Linie um eine **menschliche Beziehung**, die auf Einfühlungsvermögen, Wohlwollen und Hilfsbereitschaft beruht. Pflegekraft zu sein bedeutet, sich zu verpflichten, präsent zu sein, zuzuhören, zu verstehen und Menschen, die oft verletzlich sind, in einem entscheidenden Moment ihres Lebens zu begleiten. Diese **Hingabe**, die sich in jeder geleisteten Pflege, jedem gewechselten Wort und jeder unterstützenden Geste manifestiert, definiert den Reichtum und die Bedeutung dieses Berufs.

Engagement ist in diesem Beruf von entscheidender Bedeutung, da er den vollen Einsatz für die Patienten erfordert. Es geht nicht nur darum, körperliche Bedürfnisse zu befriedigen, sondern Menschen in Situationen zu begleiten, die emotional und psychologisch manchmal extrem belastend sind. Die Pflegekraft muss in der Lage sein, den Patienten nicht nur zur Seite zu stehen, um ihnen zu helfen, ihre Schmerzen zu lindern oder ihre körperlichen Bedürfnisse zu befriedigen, sondern auch, um ihnen in Momenten der Unsicherheit und Angst eine beruhigende Präsenz und moralische Unterstützung zu bieten. Dieses Engagement setzt eine **ständige Verfügbarkeit voraus**, eine Präsenz, die über die bloße technische Pflege hinausgeht, da sie auf dem Zuhören und der aufmerksamen Begleitung des Patienten und seiner Familie beruht.

Dieses Engagement zeigt sich in der **Vertrauensbeziehung**, die zwischen dem Pfleger und dem Patienten aufgebaut wird. Insbesondere die Palliativpflege erfordert eine sehr starke menschliche Nähe, da sich die Patienten in einer Lebensphase befinden, in der sie mit Leiden, Zweifeln und dem Ende ihrer Existenz konfrontiert sind. Die Pflegekraft wird oft zur Vertrauensperson des Patienten, zu der er sich anvertrauen, seine Ängste oder Wünsche mitteilen kann. Diese **Intimität** in der Beziehung erfordert von der Pflegekraft eine große **emotionale Bereitschaft** und ein echtes Engagement, den Willen des Patienten zu respektieren, ihn bei seinen Entscheidungen zu unterstützen und ihm einen Raum zu bieten, in dem er sich angehört und verstanden fühlt. Diese Beziehung, die Tag für Tag aufgebaut wird, ist einer der Schlüssel zur Menschlichkeit dieses Berufs, denn sie zeigt, dass Pflege nicht auf den medizinischen Aspekt beschränkt ist, sondern auch ein Akt der Präsenz und des Mitgefühls ist.

Menschlichkeit steht auch im Mittelpunkt der Arbeit als Krankenpflegehelfer, denn dieser Beruf beruht auf der **Fähigkeit, den Patienten als ganze Person** mit seinen eigenen Gefühlen, Geschichten und Werten **zu sehen.** Das bedeutet, anzuerkennen, dass jeder Patient einzigartig ist und dass seine Bedürfnisse nicht nur körperlicher, sondern auch psychologischer, emotionaler und spiritueller Natur sind. Die Pflegekraft muss daher auf nonverbale Zeichen achten, auf das, was nicht gesagt wird, auf das, was der Patient durch seinen Blick, seine Gesten oder sein Schweigen ausdrückt. Dies erfordert ein tiefes **Einfühlungsvermögen**, die Fähigkeit, sich in die Lage des anderen zu versetzen, zu verstehen, was er fühlt, und auf seine Bedürfnisse jenseits von Worten einzugehen. Diese Menschlichkeit zeigt sich in einfachen, aber bedeutungsvollen Gesten: eine gehaltene Hand, ein wohlwollender Blick, ein tröstendes Wort - Handlungen, die banal erscheinen mögen, aber in Momenten äußerster Verletzlichkeit immensen Trost spenden.

Die **Menschlichkeit** in diesem Beruf zeigt sich auch darin, wie der Pflegehelfer die **Würde des Patienten** auch in seinen letzten Momenten respektiert. Es geht darum, jeden Menschen mit dem gleichen Respekt und der gleichen Aufmerksamkeit zu behandeln, unabhängig von seiner körperlichen oder geistigen Verfassung. Eine Pflege sanft anzubieten, die Intimsphäre des Patienten zu respektieren und auf seine Wünsche einzugehen, selbst wenn er am Ende seines Lebens steht, sind Gesten, die diese Menschlichkeit bezeugen. Dies erfordert, dass man den Patienten nie einfach als einen zu pflegenden Körper sieht, sondern als eine Person, die auch im Endstadium ihr **Recht** auf **Würde** und Autonomie behält.

Engagement und **Menschlichkeit** sind ebenfalls Werte, die die Beziehung zu den **Familien der Patienten** bereichern. In der Palliativpflege erleben die Angehörigen oft intensive Momente der emotionalen Not. Der Pflegende kann sie durch sein Zuhören und seine wohlwollende Präsenz durch diese Prüfung begleiten, indem er ihnen **Momente der Beruhigung** bietet, Raum, um ihre Ängste mitzuteilen, oder indem er sie einfach in ihrer Rolle als Begleiter unterstützt. Dieser Aspekt des Berufs erfordert ein hohes Maß an Sensibilität, denn es geht darum, zwischen der Unterstützung des Patienten und der Hilfe für die Familie zu navigieren, die ebenfalls angehört, beruhigt und manchmal auch angeleitet werden muss, um das Lebensende ihres Angehörigen zu bewältigen. Der Pflegehelfer muss daher in der Lage sein, eine **empathische und respektvolle** Haltung gegenüber den Familien einzunehmen, wobei er stets darauf achtet, den Willen und die Privatsphäre des Patienten zu respektieren.

In diesem Beruf werden Engagement und Menschlichkeit auch durch eine starke **ethische Dimension** genährt. Die Pflegekraft wird regelmäßig mit moralisch komplexen Situationen konfrontiert, insbesondere wenn Entscheidungen über die Pflege am Lebensende anstehen. Dies kann schwierige Entscheidungen über die Begrenzung der Behandlung, die Schmerzbehandlung oder auch die palliative Sedierung beinhalten. Angesichts dieser Dilemmasituationen muss der Pflegende seiner Verpflichtung treu bleiben, **den Willen des Patienten zu respektieren** und gleichzeitig Mitgefühl und Urteilsvermögen zu zeigen. Diese Achtung der individuellen Entscheidungen, selbst in den heikelsten Momenten, zeugt von der tiefen Menschlichkeit, die diesen Beruf leitet.

Schließlich sind **Engagement** und **Menschlichkeit** im Beruf des Krankenpflegehelfers nicht nur auf die Patienten gerichtet. Sie erstrecken sich auch auf die Beziehung zu den **Pflegeteams**. Die Arbeit in der Palliativmedizin erfordert eine enge Zusammenarbeit zwischen allen Gesundheitsfachkräften, und der Pflegehelfer spielt als zentraler Akteur im Alltag der Patienten eine entscheidende Rolle in dieser Dynamik. Engagiert zu sein bedeutet auch, effektiv mit Kollegen kommunizieren zu können, Beobachtungen mitzuteilen und zur kontinuierlichen Verbesserung der Pflege beizutragen. **Teamgeist** und die Fähigkeit, sich gegenseitig zu unterstützen, sind entscheidend, um die emotionalen Herausforderungen, die die Begleitung von Patienten am Lebensende mit sich bringt, gemeinsam durchzustehen.

- **Berufungen fördern**
  - Der wachsende Bedarf an Fachkräften in diesem Bereich

Der **wachsende Bedarf an Fachkräften** im Bereich der Palliativmedizin spiegelt den weltweiten demografischen und gesellschaftlichen Wandel wider. Die Alterung der Bevölkerung, die Zunahme chronischer Krankheiten und die veränderten Erwartungen der Patienten hinsichtlich der Lebensqualität am Ende des Lebenszyklus machen die Palliativmedizin wichtiger denn je. Angesichts dieser Herausforderungen ist es dringend erforderlich, mehr Fachkräfte auszubilden und einzustellen, um der wachsenden Nachfrage gerecht zu werden. Die Bedeutung der Palliativmedizin beschränkt sich nicht nur auf Schmerzmanagement oder körperliche Begleitung, sondern umfasst auch eine ganzheitliche Betreuung, die die psychologischen, sozialen und spirituellen Dimensionen des Patienten berücksichtigt. Die Rolle des Pflegepersonals ist daher von grundlegender Bedeutung, um eine **humane** und **die Würde** jedes Einzelnen **respektierende Begleitung** am Lebensende zu gewährleisten.

Einer der Hauptgründe für die erhöhte Nachfrage nach Fachkräften ist die **rasche Alterung der Bevölkerung**. Da die

Lebenserwartung stetig steigt, nimmt die Zahl der älteren Menschen, die eine palliativmedizinische Versorgung benötigen, erheblich zu. Denn ältere Menschen leiden häufiger an chronischen Krankheiten wie Krebs, Herzerkrankungen oder auch neurodegenerativen Erkrankungen, die eine besondere Betreuung am Lebensende erfordern. Dieses Phänomen der Bevölkerungsalterung betrifft einen Großteil der Welt, insbesondere Europa, Nordamerika und Asien, und führt zu einem erhöhten Bedarf an **spezialisierter Palliativversorgung**. Angesichts dieser Situation stehen die Palliativdienste, sowohl in Krankenhäusern als auch zu Hause, unter Druck, da sie mit einer Nachfrage konfrontiert sind, die oftmals die verfügbaren personellen Ressourcen übersteigt.

Gleichzeitig führt die **steigende Prävalenz chronischer Krankheiten** zu einem erhöhten Bedarf an Fachkräften, die in der Lage sind, eine qualitativ hochwertige Palliativversorgung zu leisten. Krankheiten wie Krebs, Diabetes, Herzinsuffizienz oder chronische Atemwegserkrankungen sind zu den häufigsten Todesursachen geworden, und diese Erkrankungen erfordern eine besondere Begleitung in den letzten Lebensphasen. Immer mehr Patienten mit diesen Krankheiten entscheiden sich für eine palliativmedizinische Versorgung, um **ihre Lebensqualität zu verbessern,** ihre Schmerzen zu reduzieren und ihre letzten Tage unter möglichst angenehmen Bedingungen zu verbringen. Dieser Paradigmenwechsel, bei dem die Lebensqualität Vorrang vor der Heilung hat, erfordert ausgebildete Fachkräfte, die nicht nur in der Lage sind, **die Symptome zu behandeln**, sondern auch die Patienten und ihre Familien **psychologisch zu unterstützen.**

Die veränderten Erwartungen von Patienten und Familien in Bezug auf das Lebensende tragen ebenfalls zur steigenden Nachfrage nach Fachkräften in der Palliativversorgung bei. Patienten und Angehörige möchten zunehmend selbst **entscheiden** können, wie sie ihre letzten Momente verbringen, indem sie eine Betreuung zu Hause bevorzugen oder sich für ein intimeres Umfeld fernab der Krankenhausumgebung entscheiden. Diese Forderung nach individueller und patientenzentrierter

Betreuung erfordert vielseitige und verfügbare Pflegeteams, die in der Lage sind, diese neuen Erwartungen zu erfüllen. Insbesondere der wachsende Bedarf an häuslicher Palliativpflege erfordert **mobile Fachkräfte**, die in der Lage sind, direkt in der Wohnung des Patienten zu intervenieren, um ihm eine seinem Zustand angepasste Pflege zukommen zu lassen, die sein Lebensumfeld und seine persönlichen Wünsche respektiert.

Angesichts dieser Nachfrage ist die Zahl der ausgebildeten Fachkräfte leider immer noch unzureichend. In vielen Ländern gibt es immer noch ein **großes Defizit an Ausbildung** in Palliativmedizin. Ärzte, Krankenpfleger, Pfleger und Psychologen werden in ihren Ausbildungsgängen oft nicht ausreichend auf das Thema Lebensende vorbereitet. Die Palliativmedizin erfordert jedoch spezifische Fähigkeiten, sowohl technische (Schmerzbehandlung, palliative Sedierung) als auch menschliche (Zuhören, psychologische Begleitung). Daher ist es von entscheidender Bedeutung, **spezialisierte Ausbildungsprogramme** zu entwickeln, die das Pflegepersonal auf die besonderen Bedürfnisse in diesem Bereich vorbereiten. Die Integration von speziellen Modulen für Palliativmedizin in medizinische und paramedizinische Studiengänge sowie Weiterbildungsangebote für bereits tätige Fachkräfte sind entscheidend, um diese Lücke zu schließen und eine qualitativ hochwertige Versorgung zu gewährleisten.

Der **Mangel an** ausgebildeten **Fachkräften** in der Palliativmedizin wird durch die oftmals belastenden Arbeitsbedingungen in diesem Bereich noch verschärft. Die Arbeit in der Palliativmedizin kann aufgrund des ständigen Kontakts mit schweren Krankheiten und dem Tod emotional anspruchsvoll sein. Dies kann bei einigen Pflegern zu **emotionaler Erschöpfung** führen, da sie die Last ihrer Verantwortung für die Patienten am Lebensende spüren. Daher ist es von entscheidender Bedeutung, **Unterstützungssysteme** für die Pflegekräfte selbst einzurichten, um Burnout vorzubeugen und ihre Motivation und ihr Engagement in diesem anspruchsvollen Beruf aufrechtzuerhalten. Dazu können Gesprächsgruppen, regelmäßige Supervisionen sowie Pausen und Schulungen zur Stressbewältigung gehören.

Schließlich verschärft die Frage der **geografischen Zugänglichkeit** zur Palliativversorgung die Notwendigkeit, mehr Fachkräfte zu rekrutieren. In vielen ländlichen Gebieten oder Ländern mit niedrigem Einkommen ist die Palliativversorgung aufgrund fehlender personeller und materieller Ressourcen nach wie vor nur schwer zugänglich. In diesen Gebieten haben Patienten am Lebensende oft nur begrenzten Zugang zu spezialisierten Gesundheitsdiensten, und den lokalen Pflegekräften fehlt es an Ausbildung und Unterstützung, um diese komplexen Situationen zu bewältigen. Daher ist es zwingend erforderlich, **die Palliativteams** in diesen Regionen durch lokale Schulungsprogramme und den Einsatz mobiler Fachkräfte, die in der Lage sind, auch in die entlegensten Gebiete zu gelangen, zu **stärken**.

www.ingramcontent.com/pod-product-compliance
Lightning Source LLC
Chambersburg PA
CBHW052201220526
45471CB00004B/1763